AF573528

Frantz GLÉNARD
Correspondant de l'Académie de Médecine.

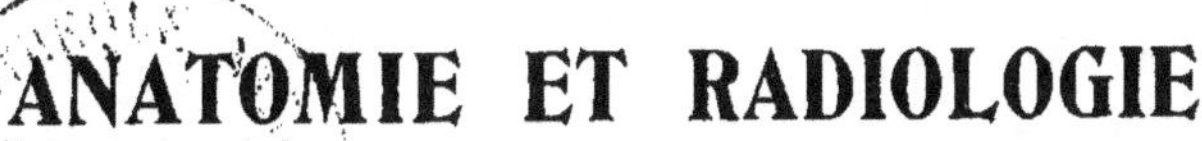

ANATOMIE ET RADIOLOGIE
DE
L'ENTÉROPTOSE

PREMIÈRE PARTIE :

ANATOMIE DE L'ENTÉROPTOSE

PARIS
FÉLIX ALCAN, Éditeur
108, boulevard Saint-Germain

1911

FRANTZ GLÉNARD
Correspondant de l'Académie de Médecine.

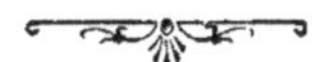

ANATOMIE ET RADIOLOGIE
DE
L'ENTÉROPTOSE

PREMIÈRE PARTIE :

ANATOMIE DE L'ENTÉROPTOSE

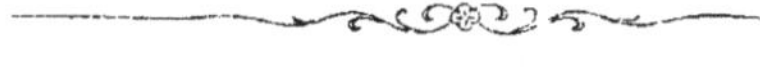

PARIS
FÉLIX ALCAN, Éditeur
108, boulevard Saint-Germain

1911

Anatomie et Radiologie

DE

L'ENTÉROPTOSE

Dans quelle mesure l'investigation radiologique du tube gastro-intestinal a-t-elle corrigé, confirmé ou complété les notions acquises par l'anatomie et par la palpation méthodique sur la ptose de l'estomac et celle de l'intestin ?

Une telle question ne pouvait se poser plus tôt.

Si les premières études radiologiques sur la gastroptose — dont l'existence a été de suite confirmée, et la fréquence, fait remarquable ! constatée dans une proportion identique à celle déclarée par la clinique — remontent déjà à une dizaine d'années, si les premières recherches sur la coloptose transverse datent de cinq à six ans, c'est il y a six mois seulement que furent publiés les premiers radiogrammes relatifs à la typhloptose, c'est il y a un mois à peine que parut la première communication radiologique sur la duodénoptose.

A vrai dire, ces deux dernières ptoses n'ont été retrouvées et mises à l'ordre du jour par les cliniciens que depuis fort peu de temps. Ce sont les chirurgiens qui en ont amorcé l'étude et les radiologistes n'ont pas tardé à les suivre. Ce sont les déceptions trop fréquentes du traitement chirurgical de l'appendicite chronique qui, depuis deux ans, ont appelé de nouveau l'attention sur la ptose du cæcum. C'est la discussion soulevée, il y a quelques mois, par les chirurgiens sur la fréquence de l'ulcère du duodénum, qui a remémoré l'existence et donné l'éveil sur le rôle de la ptose duodénale dans la genèse de cet ulcère.

Je me propose, dans un premier chapitre, d'exposer ce que nous ont appris, sur les ptoses du tube digestif, l'anatomie normale et l'anatomie pathologique ; un second chapitre sera consacré à l'examen des faits acquis sur ces ptoses par l'analyse radiologique ; enfin, dans un troisième chapitre, je m'efforcerai de dégager les enseignements qui résultent de ces deux modes d'information, concurremment avec ceux de la clinique, pour le progrès de nos connaissances sur la Maladie des ptoses.

CHAPITRE I

Anatomie de l'Entéroptose

L'anatomie de l'entéroptose comporte, cela peut paraître singulier, un chapitre d'anatomie normale, en outre du chapitre d'anatomie pathologique, qui semblerait être le seul digne d'intérêt dans l'étude anatomique d'une maladie. Mais, ainsi qu'on le verra, l'anatomie normale du tube digestif, quand on se place au point de vue des conditions susceptibles d'être réalisées par le processus ptosique, se présente sous un aspect tout différent de celui qu'elle offre aux anatomistes, affranchis, dans leurs descriptions, de cette idée directrice.

Je m'astreindrai dans l'exposé de ces deux chapitres, à les reproduire intégralement, et sans la moindre correction, tels qu'ils ont été rédigés il y a vingt-cinq ans (1), cela pour trois motifs : le premier, c'est que je n'ai rien à y changer, et cela est naturel puisqu'il s'agit de faits d'observation. Le second

---

(1) F. Glénard. Application de la méthode naturelle à la détermination d'une espèce. De l'Entéroptose (*appendice* : note sur l'estomac biloculaire). — *Communication à la Société de médecine de Lyon. Lyon médical*, mars-avril 1885, 104 pages et 9 planches gravées sur bois.

motif, c'est qu'il est parfaitement légitime qu'un auteur veuille conserver, par la date où il a fait connaître un fait, la priorité qui lui revient dans son acquisition. Enfin le troisième motif, c'est que cette étude anatomique n'a été publiée qu'une fois par cet auteur, dans un journal médical de la province, il y a vingt-cinq ans, et que, depuis lors, il n'a été donné de cette étude, soit par lui-même, soit par d'autres auteurs, que des extraits ou de brefs résumés.

A la fin de chacun de ces deux chapitres, tant d'anatomie normale que d'anatomie pathologique, seront exposés les faits ultérieurement acquis dans le même ordre d'idées.

A

Anatomie normale (suspension du tube digestif) (1)

Le mode de suspension du tube digestif est décrit incidemment dans tous les traités d'anatomie à l'article « Péritoine ». Mais les anatomistes, dans leurs études des replis compliqués de cette séreuse et des fibres ligamenteuses qui les renforcent, ont en vue des moyens de *fixation* établissant des *rapports* dans la *situation* des divers segments de l'intestin, soit entre eux, soit avec la paroi et les autres viscères. C'est à la physiologie qu'il appartient d'étudier ces replis et ces ligaments comme moyens de *suspension* pouvant jouer un *rôle* dans la *fonction* du tube digestif.

C'est à ce dernier point de vue que j'aborde la question (2).

L'étude des moyens de fixation du tube digestif, envisagés comme agents de suspension pouvant jouer un rôle dans sa fonction, n'a pas encore été faite, à ma connaissance :

---

(1) Ce texte est la reproduction intégrale et sans retouches de celui, notes et figures comprises, publié en 1885.

(2) Les détails anatomiques dans lesquels je vais entrer sont le résultat de recherches pratiquées dans un but déterminé sur 40 sujets (22 femmes, 15 hommes, 3 nouveau-nés) : je remercie mes amis de la Faculté ou de l'Hôtel Dieu de Lyon, des ressources qu'ils ont mises à ma disposition.

elle conduit à des constatations d'un réel intérêt, qui devaient échapper à des recherches d'anatomie pure.

Considéré dans son ensemble, de la bouche à l'anus, le tube digestif a une longueur dix à quinze fois plus grande que la ligne droite qui réunirait ces deux orifices. Pour le répartir dans la cavité abdominale, empêcher son enchevêtrement et soutenir ce poids de plusieurs livres, la nature a relevé de distance en distance le tube digestif, à la manière des *baldaquins*, et a fixé les angles ainsi formés à la paroi postérieure de l'abdomen.

Chaque détail topographique doit avoir sa raison d'être, sa cause finale : c'est un principe que l'induction, basée sur ce que nous savons, force d'admettre pour ce que nous ne savons pas encore.

Le tube digestif, envisagé dans sa direction générale, se compose de deux parties, dessinant *deux points d'interrogation* (1), l'un supérieur renversé, dont la queue est formée par l'œsophage, dont le crochet est en bas et ouvert à gau-

---

(1) Cette comparaison, qui a déjà été faite pour le côlon, est également applicable à la partie supérieure du tube digestif, telle que je la comprends : elle était particulièrement exacte dans un cas où chez une femme qui s'était tuée en se jetant d'un 4me étage, et chez laquelle, à en juger par son autopsie, la mort était survenue en parfait état de santé, l'estomac était réduit à *un canal rectiligne, large de deux travers de doigts sur toute sa longueur* (tel que l'ai représenté dans le schéma), un peu moins vers le pylore, un peu plus vers le cardia (Laboratoire de médecine légale, 15, XII, 84). Cette disposition que je notai encore chez une autre femme, morte de phlegmon gangréneux de l'avant-bras (Hôtel-Dieu, 17, XII, 84), doit-elle être considérée comme un temps normal de la contraction de l'estomac pendant lequel la mort est survenue ? Je le crois : ce qu'il y a de certain, c'est que, dans ces deux cas, la simple malaxation rendit à l'estomac l'apparence et le volume habituels aux cadavres. Chez la première femme le duodénum avait ses dimensions ordinaires ; chez la deuxième qui avait, en outre, un kyste du rein gauche, de l'albuminurie et une ectopie mobile du rein droit, le duodénum formait une vaste ampoule du volume du poing, que traversait en écharpe, de haut en bas et de gauche à droite, l'insertion du mésocôlon transverse à ce niveau (Pl. 6 G). Chez ces deux sujets la rigidité cadavérique avait disparu.

D'après Falk, l'estomac serait moitié moins large avant qu'après la mort. Cette disposition de l'estomac en un canal étroit se rencontre fréquemment chez les *pendus* (communication orale de M. Lacassagne).

che (?) ; l'autre inférieur, plus grand, dont la queue est formée par le rectum, dont le crochet, plus contourné que le précédent, est en haut et ouvert à droite (?). (Pl. 1, fig. 1). La continuité a lieu par l'extrémité des deux crochets en un point, *le plus fixe de l'appareil digestif*, placé sur la face antérieure de la première lombaire : c'est l'*orifice duodéno-jéjunal.*

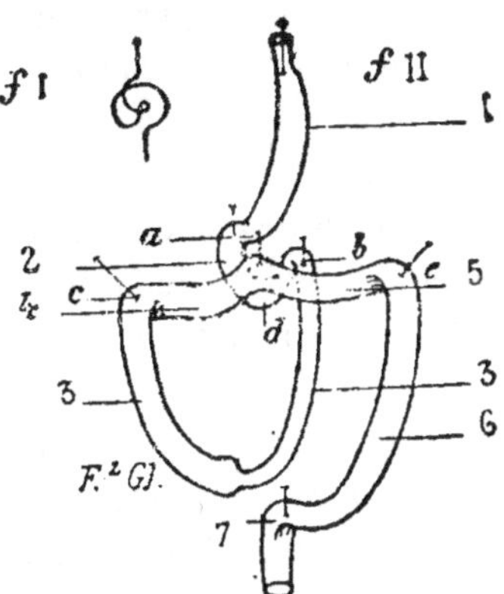

Pl. 1, fig. 1. — Le trajet du tube digestif, représenté par deux points d'interrogation.

Fig. 11. — Le tude digestif décrit 6 anses : 1, anse gastrique ; 2, anse duodénale ; 3, anse iléo-colique ; 4, anse costo-sous-pylorique ; 5, anse sous pylori-costale ; 6, anse còlo-sigmoidale. — Il y a six angles de soutènement : *a*, gastro-duodénal : *b*, duodéno-jéjunal ; *c*, sous-costal droit ; *d*, sous-pylorique ; *e*, sous-costal gauche ; *f*, sigmoido-rectal.

La première partie du tube digestif est surtout la partie qui *sécrète* ; la seconde, surtout celle qui *absorbe* (1) et *excrète* ; à l'état normal les régions les plus déclives sont, pour la première partie, le duodénum ; pour la deuxième, le cæcum et l'S iliaque (2).

---

(1) D'après Lépine et Lannois (Arch. phys. 1883, n° 1, p. 92), la partie supérieure de l'iléon absorbe plus que l'inférieure, celle-ci plus que le duodénum.

(2) Cette distinction de l'appareil digestif en deux grands segments physiologiques se trouve-t-elle confirmée par le fait tératologique suivant de *William Thomas*, observé chez un enfant mort deux jours après sa naissance.

« Estomac réuni au duodénum par un pylore étroit, long d'un demi pouce ; duodénum de forme ordinaire, occupant la plus grande partie de la cavité abdominale *et se terminant à gauche par un cul-de-sac. Absence totale de tout l'intestin, à partir du duodénum jusqu'au coude descendant du côlon.*

« L'intestin en cul-de-sac reprend au niveau de l'extrémité inférieure du rein gauche, réprésente le côlon descendant et l'S illiaque et s'ouvre inférieurement dans le vagin » (*Lancet*, 1884).

Cette dernière partie n'est-elle pas la portion surtout excrétante N'est-ce pas la portion surtout absorbante qui a disparu ?

Les baldaquins, les anses digestives sont au nombre de six, ce sont :

L'*anse gastrique*, suspendue de haut en bas et de gauche à droite, son extrémité cardiale étant au niveau de la huitième dorsale, sa pylorique au niveau de la douzième ; toutes deux séparées par un intervalle correspondant à celui des deux lignes parasternales, derrière lesquelles elles se trouvent.

L'*anse duodénale*, suspendue de droite à gauche, transversalement, derrière l'estomac, décrivant un fer à cheval à concavité ouverte *en haut et non à gauche* et ayant *deux extrémités* sensiblement *à la même hauteur*, au niveau du cartilage de conjugaison de la douzième dorsale à la première lombaire : l'extrémité pylorique, derrière la pointe de la neuvième côte, l'extrémité jéjunale sur la face antérieure de la colonne vertébrale (1).

L'*anse iléocolique* (grêle, cæcum, côlon ascendant), suspendue de gauche à droite et dont les deux extrémités (duodénale, costale droite) sont placées également au même niveau (première lombaire et dixième côte droite en arrière de la ligne axillaire).

L'*anse colique transverse*, que nous verrons relevée vers son milieu et former en réalité deux anses (*costo-sous-pylorique, sous-pylori-costale*), dirigée de droite à gauche, transversalement entre les deux dixième côte (en arrière de la ligne axillaire).

Enfin l'*anse colo-sigmoïdale* (côlon descendant, S iliaque), dirigée de haut en bas et de gauche à droite, de la dixième côte gauche à l'angle sacro-vertébral, où son extrémité inférieure se recourbe pour se continuer avec le rectum.

---

(1) C'est l'attitude du cadavre dans le décubitus horizontal (qui fait pendre la poche duodénale à droite de la colonne) et dans l'expiration forcée (qui fait remonter l'extrémité pylorique), c'est cette attitude qui donne au duodénum l'apparence d'un fer à cheval ouvert à gauche. Je justifierai simplement, j'espère, plus loin, mon assertion. Dans l'anatomie de *Cloquet* (1831 (pl. 6 α) et dans celle de *Luschka* (1869), on trouve l'anse duodénale telle que je la décris, mais ces auteurs n'ont pas insisté et n'en ont tiré aucune conséquence physiologique particulière.

Il résulte de cette disposition en *zigzag* des anses digestives qu'il y a forcément *six* points de tube digestif, intermédiaires à ses divers segments, au niveau desquels l'axe forme un coude qui peut risquer, à un moment donné, de se plier à un angle très aigu, et cette déformation angulaire exagérée pourrait alors causer un obstacle à la progression des ingesta ou des sécrétions, ce sont : l'orifice *gastro-duodénal*, le *duodéno-jéjunal*, le *colique sous-costal droit*, le *colique sous-costal gauche* et le *sigmoïdo-rectal*, auxquels il faut ajouter, et nous verrons plus tard qu'il donne lieu à d'importantes remarques, l'orifice intermédiaire aux deux demi-anses du côlon transverse, que je désigne sous le nom d'*orifice sous-pylorique du transverse*.

Il en résulte évidemment aussi que la partie déclive de chaque anse peut former un bas-fond, un cul-de-sac, où s'accumuleront les contenta, soit par le fait de cette déclivité, soit par l'oblitération angulaire de l'orifice de sortie de l'anse, ces deux causes pouvant d'ailleurs s'engendrer l'une l'autre.

Les six anses digestives sont disposées de telle sorte que le tube digestif forme trois étages, trois *tabliers* (au lieu de six), parce que l'anse duodénale est réléguée contre la paroi par le péritoine qui passe au-devant d'elle, tandis que l'anse transverse dédoublée est placée concentriquement autour et au-dessous de l'anse gastrique dans le même repli de la séreuse. Ces tabliers sont attachés en haut à la paroi postérieure et flottent librement dans l'abdomen par leur extrémité inférieure.

Le *tablier supérieur* peut être renversé en haut et à droite suivant une ligne passant sous l'angle gastro-duodénal et s'étendant entre les deux dixième côtes ; il contient le transverse, l'estomac, la branche descendante du duodénum et la queue du pancréas.

Le *tablier moyen* se renverse en haut et à droite, suivant une ligne étendue de la première lombaire (orifice duodéno-jéjunal), à la symphyse sacro-iliaque droite.

Enfin le *tablier inférieur*, qui renferme l'S iliaque, est attaché suivant une ligne qui s'étend de la fosse iliaque gauche à l'angle sacro-vertébral, et il peut être renversé en haut et à droite (1).

L'attention se trouve donc appelée surtout sur les orifices coliques sous-costaux, et sur le duodéno-jéjunal, qui se trouvent aux extrémités de la ligne d'insertion de ces tabliers.

A) **Angles de soutènement** (**orifices digestifs**).

Il importe de reprendre en détail l'étude anatomique des *angles de soutènement* du tube digestif, en se plaçant à ce point de vue que l'anneau intestinal forme en quelque sorte à leur niveau l'*orifice de communication* entre deux anses contiguës Ce sont les conditions créées à ces orifices par leur siège qui méritent toute attention.

1° *Orifice cardial* de l'anse gastrique.

C'est l'extrémité supérieure de cette anse. Aucune déformation angulaire ne peut se réaliser à son niveau. Il est soutenu par l'œsophage qui le suspend verticalement au pharynx et à la base du crâne, et des ligaments le relient au diaphragme.

2° *Orifice gastro-duodénal.*

Intermédiaire à la branche montante de l'anse gastrique et la branche descendante de l'anse duodénale (horizontale supérieure des auteurs), il est situé derrière l'extrémité de la neuvième côte droite, au niveau du cartilage de conjugaison inférieur de la douzième dorsale.

Il est soutenu par le bord winslowien de l'épiploon gastro-hépatique qui forme le pilier antérieur de l'hiatus de Winslow et s'insère en haut au sillon transverse du foie. Le repli

---

(1) Ces trois tabliers étaient très marqués, raccourcis, isolés, rigides, érigés, chez un sujet mort de cancer du péritoine (Hôtel-Dieu 20, 1).

péritonéal qui le soutient est renforcé par un ligament (hépato-duodénal) et par les éléments qu'il renferme, canal cholédoque, artère hépatique, veine-porte.

L'orifice gastro-duodénal, formé par l'angle de soutènement, ne correspond pas au pylore qui se trouve placé un peu avant lui sur la branche montante de l'anse gastrique, et se trouve indépendant des causes qui peuvent oblitérer l'orifice placé sous le sommet de l'angle.

L'orifice gastro-duodénal peut être oblitéré si l'on tire en même temps sur les deux anses qu'il fait communiquer (gastrique, duodénale), et dont le bas-fond se trouve au même niveau. Cette traction abaisse le foie ; l'abaissement si commun du foie entraîne celui de l'angle gastro-duodénal. Nous verrons bientôt que la perméabilité de cet orifice est d'autant plus compromise que : 1° *le transverse est suspendu à l'anse gastrique* dans sa région pylorique ; 2° *l'anse duodénale n'est pas soutenue par sa concavité* : ce sont *deux faits anatomiques* sur lesquels on n'a pas encore insisté.

3° *Orifice duodéno-jéjunal. Ligament suspenseur du mésentère.*

Intermédiaire à la branche montante de l'anse duodénale (3e portion, horizontale inférieure des auteurs) et à la branche descendante de l'anse iléocolique, c'est-à-dire à l'extrémité supérieure du jéjunum, son angle de soutènement est situé en avant du cartilage supérieur de conjugaison de la première lombaire dont il est séparé par l'aorte, un peu au-dessous du point où ce vaisseau donne naissance à la mésentérique supérieure qui descend directement au-devant de cet angle et en forme la bissectrice : de telle sorte que l'orifice duodéno-jéjunal peut être serré entre l'aorte et la mésentérique supérieure.

L'angle duodéno-jéjunal, *le plus fixe du tube digestif*, est solidement maintenu à sa place par les éléments suivants :

1° Des adhérences au tissu cellulaire de l'aorte et prévertébral, adhérences qui constituent un vrai faisceau fibreux (*Treitz*) ;

2° Au-dessous, les adhérences de l'extrémité supérieure du mésentère à la colonne vertébrale et à la face antérieure de l'angle duodéno-jéjunal, au moment où ses deux feuillets, gauche et droit, se réfléchissent en avant pour former le feuillet inférieur du mésocôlon transverse ;

3° Au-dessous encore et à gauche, où on trouve une fossette très adhérente à la paroi postérieure (*Huschke, Luschka*), par le repli semi-lunaire que forme le péritoine en contournant en bas la naissance du jéjunum (1).

Or, la traction peut s'exercer naturellement, sur le côté ascendant de l'angle, par l'anse duodénale dont la concavité n'est pas soutenue ; sur le côté descendant, par la première moitié de l'anse iléocolique, l'intestin grêle, segment du tube digestif qui précisément peut tirer le plus sur ses ligaments suspenseurs (le mésentère), à en juger par leur longueur et, par conséquent, le champ étendu d'excursion qu'ils permettent, par leur solidité et, par conséquent, le poids qu'ils ont à soutenir.

Mais il y a plus, et la lumière de l'orifice duodéno-jéjunal peut être compromise encore d'une autre manière : j'ignore pourquoi cette conséquence n'a encore frappé aucun anatomiste (2).

---

(1) On arrive à cette fossette en suivant jusqu'en haut le sillon gauche de réflexion du mésentère. Bien décrite par *Hushke* et *Luschka*, ces auteurs la placent au-dessus de la naissance de la colique supérieure gauche (branche de la mésentérique inférieure), je l'ai toujours trouvée au-dessous. Son adhérence au squelette est si marquée que le jéjunum, en s'abaissant, plutôt que de la décoller, passerait au-dessus d'elle, la contournerait, et entraînerait à sa suite tout l'intestin grêle dans la fosse lombaire, en arrière du péritoine intermédiaire au côlon descendant et au mésentère, au-dessous du bord inférieur du rein (*hernie rétro-péritonéale de Treitz*).

(2) On ne doit jamais se flatter, la prudence et l'équité l'exigent, de dire quelque chose de nouveau : je veux dire simplement que les considérations dans lesquelles je vais entrer *ne sont pas de notion courante* et que je les ai trouvées nulle part développées, dans mes recherches bibliographiques.

Ligament suspenseur du mésentère.

Nous avons vu que l'orifice duodéno-jéjunal était placé entre l'aorte en arrière et l'artère mésentérique supérieure en avant au moment où, peu après sa naissance de la face antérieure de l'aorte, elle quitte la face postérieure du pancréas : or, il est facile de se rendre compte que cette artère, dans son trajet préintestinal (qui forme la limite classique et mobile entre le duodénum et le jéjunum), est accompagnée de solides faisceaux fibreux qui descendent parallèlement à elle jusqu'au mésentère, pour s'y épanouir, et viennent, en même temps qu'elle, de la colonne vertébrale et du tissu adventitiel très dense de l'aorte. (V. plus loin, pl. 2, IV, ms, et pl. 5, 4).

Le faisceau fibreux qui descend avec la mésentérique supérieure au-devant du duodénum est le vrai ligament suspenseur de l'intestin grêle.

Que, chez un sujet dont le grêle est vide de gaz et forme une quinzaine de petites anses superposées en zigzag dont les liquides augmentent le poids et la déclivité (de chaque anse) et dont la masse (le grêle, vidé, pèse 500 gr.) est en partie prolabée dans le petit bassin ; que, chez ce sujet, on soulève le mésentère au niveau de la partie moyenne de son insertion, on verra que ce mésentère donne la sensation d'une corde qui, tirée de bas en haut, soulève (1) le mésentère et le paquet de l'intestin grêle et, tirée de haut en bas, fait saillie en avant

(1) La collerette qui soutient le grêle ne se développe sur l'arc mésentérique, dont l'insertion à la colonne représente la corde, qu'à trois ou quatre centimètres avant d'aborder l'intestin : il en résulte que les ansettes du grêle sont bien plus courtes et plus multipliées et que chaque angle de soutènement intermédiaire à ces ansettes forme un obstacle au cours des contenus. Si l'on enlève le grêle avec son mésentère tel quel et sectionné en rasant la colonne, et que l'on ouvre le robinet dans son orifice supérieur, on verra le liquide n'arriver à l'orifice inférieur qu'après deux ou trois minutes et *d'autant moins vite que le jet aura été fort*. La contraction vermiculaire du grêle a pour effet de vider successivement les ansettes les unes dans les autres en redressant leur concavité et rapprochant leurs extrémités.

du duodénum et abaisse le diaphragme et par lui le foie, tellement est solide son insertion supérieure au-dessus du duodénum.

Il en résulte, de toute évidence, que chez ce sujet, c'est-à-dire lorsque le grêle est vide, l'orifice duodéno-jéjunal est écrasé contre la colonne par un ligament soutenant un poids minimum de 500 gr., et que, dans ces conditions, sur le vivant, *lorsque le grêle est vide de gaz et prolabé, le duodénum, pour chasser son contenu dans le jéjunum, devra soulever un poids mininum d'un demi-kilogramme.*

Pour résumer, on peut dire :

L'orifice duodénojéjunal, qui fait communiquer les deux segments physiologiques du tube digestif, est l'orifice dont le siège est le plus fixe, dont la perméabilité est le plus exposée.

Cela doit avoir sa raison d'être et ses conséquences.

3° *Orifice colique sous-costal droit.*

Le tube digestif descend de la bouche à la valvule de Bauhin après avoir décrit deux anses (gastrique, duodénale) et la moitié de la troisième (anse iléocolique) ; mais, en somme, il descend (1).

A partir de la valvule de Bauhin, il remonte jusqu'au niveau d'un plan passant par les deux extrémités des deux neuvième côte et par les orifices gastro-duodénal et duodéno-jéjunal. Il décrit alors (après avoir fourni la deuxième moitié de l'anse iléocolique) une anse gigantesque étendue dans toute la largeur de l'abdomen, antre les deux dixième côte, un peu en arrière d'un plan transversal qui couperait le corps en deux moitiés égales, antérieure et postérieure.

(1) Je ne parle pas de l'*orifice iléo-cæcal*, disposé de telle sorte qu'il ne peut s'oblitérer par une déviation angulaire : la meilleure preuve, c'est que pour l'occlure, la nature a eu recours à un autre artifice, celui d'une valvule (Bauhin) pouvant le fermer hermétiquement et dont le jeu est indépendant de la situation de l'intestin à ce niveau.

Le transverse est soutenu par trois points. il y a donc trois orifices.

L'*orifice colique sous-costal droit*, intermédiaire au côlon ascendant et au côlon transverse, est placé sous le bord droit de foie à la hauteur de la dixième côte.

Il est fort mal soutenu. A son niveau, le péritoine, qui jusque-là appliquait le côlon ascendant contre la paroi, commence à lui former un mésentère, dont le feuillet interne deviendra le feuillet inférieur du mésocôlon transverse, dont le feuillet externe deviendra le feuillet supérieur de ce mésocolon. C'est simplement le repli formé par le péritoine — au moment où, en suivant le coude colique, de feuillet externe il devient feuillet supérieur —, qui rattache à la paroi costale le coude droit du côlon : *il n'y a pas de ligament suspenseur proprement dit du coude droit du côlon.* Aussi, suivant la direction dans laquelle on tire sur ce coude, on voit le repli qui le retient aux côtes se déplacer, se transporter parallèlement à lui-même.

Il en résulte que l'angle colique sous-costal droit est surtout retenu à sa place par l'absence ou la brièveté d'un mésentère dans son côté ascendant, et que cet angle ne pourra devenir aigu que par une traction exercée sur son côté descendant ; mais alors il pourra aussi bien, puisqu'il est mal soutenu, glisser sous le péritoine, s'abaisser, s'effacer par conséquent. Nous verrons que, dans les autopsies, *le coude droit du côlon est rarement à sa place ; l'orifice colique sous-costal droit est donc fort peu exposé dans sa perméabilité, puisque le coude cède aux tractions.*

4° *Orifice colique sous-costal gauche.*

Il n'en est plus de même de l'orifice qui fait communiquer le transverse avec le côlon descendant.

L'angle de jonction de ces deux segments intestinaux est suspendu à la 10me côte gauche en arrière de la ligne axillaire par un repli péritonéal doublé d'un ligament dont les attaches sont fixes et dont la longueur ne varie jamais. (lig. pleuro-col. Cruv.) *Le coude gauche du côlon est toujours à sa place, dans toutes les autopsies. Son orifice est donc compromis.*

Le repli qui renferme ce ligament forme un plateau ou un sac qui reçoit le bord inférieur de la rate, dans la moitié postérieure de ce bord.

L'orifice colique sous-costal gauche ne peut être oblitéré que par la traction sur le transverse, car le côlon descendant qui forme l'autre côté de l'angle de soutènement est maintenu à partir de sa naissance par un très court et très solide mésentère

Cette traction fait saillir son ligament, qui, s'insérant en éventail sur le bord supérieur du côlon, atténue quelque peu les conséquences fâcheuses de la traction.

5° *Orifice colique sous-pylorique. Ligament suspenseur du côlon transverse.*

La volumineuse anse transverse serait fort mal soutenue avec les seuls ligaments de ses deux extrémités, dont l'un (le droit) peut à peine compter, si elle n'était relevée par sa partie moyenne, à l'aide d'un ligament qui diminue « la portée » de l'anse.

Ce moyen d'attache, de suspension, qui doit jouer un rôle physiologique des plus importants, n'a encore été l'objet, à ma connaissance du moins, d'aucune étude, relativement à son siège précis, ses insertions, sa fixité, son rôle, ses conséquences pathologiques; on me pardonnera donc d'entrer dans des détails minutieux, détails qui sont d'ailleurs indispensables à ma thèse.

Lorsqu'on tire le côlon directement de haut en bas, un peu à droite de la partie moyenne de l'anse transverse, en allant de droite à gauche :

1° Au-dessous de la portion prépylorique (qui précède le pylore) de l'estomac, la traction s'exerce sur la grande courbure de l'estomac dans une étendue de 4 à 6 centimètres comptés à partir du pylore et, par l'estomac, sur l'épiploon gastro-hépatique et sur le foie.

2° A partir de ce point, et *brusquement*, la traction cesse de s'exercer sur l'estomac, de telle sorte que la grande courbure (comme cela se voit très bien quand l'estomac est vide et plat), que la traction abaissait dans ses 4 à 6 centimètres à partir du pylore, remonte *brusquement* en haut et décrit ainsi, au point extrême où va cesser la traction, un angle aigu ouvert en haut ; au contraire, du côté du côlon, cette traction accentue un angle ouvert en bas et les deux angles se regardent par leur sommet.

Il en résulte, pour l'anse gastrique, une condition qui favorisera l'occlusion angulaire de l'orifice gastro-duodénal, puisque l'estomac est obligé par le côlon de tirer sur son angle pylorique de soutènement, et, pour le côlon, une angustie au niveau du point où sa partie moyenne, que je propose de nommer *portion sous-pylorique du transverse*, est soutenue par l'estomac.

On conçoit que l'*orifice sous-pylorique du côlon* ainsi dessiné puisse être compromis, soit par la traction exercée en haut par l'estomac sur le côlon, soit par la traction exercée en bas par le côlon sur le ligament qui le relie à l'estomac, et que je propose de désigner sous le nom de *ligament pyloricolique*.

Le ligament qui réunit le transverse à la région pylorique de l'estomac, ligament pyloricolique, est constant, dans toutes les autopsies, au point de vue de ses attaches et de ses dimensions,

et, par conséquent, de sa fonction. Cette constatation importante, qui devait échapper à toute étude n'ayant pas, comme celle-ci, le but spécial de fixer le mode de suspension des viscères, nécessite une description anatomique qui sera sa preuve en même temps que son explication.

Arrière-cavité de l'épiploon.

J'entrerai dans quelques détails sur le mésocôlon trans-

PL. 2. — *Ligaments suspenseurs du côlon transverse.* — Cinq coupes antéro-postérieures suivant cinq plans verticaux successifs et parallèles, dont le premier passe un peu à droite du pylore, le dernier au niveau de la grosse tubérosité de l'estomac.
E, estomac ; C, côlon ; D, duodénum ; I, iléon ; Ac, arrière-cavité de l'épiploon ; Gc, épiploon gastro-colique ; W, hiatus de Winslow.

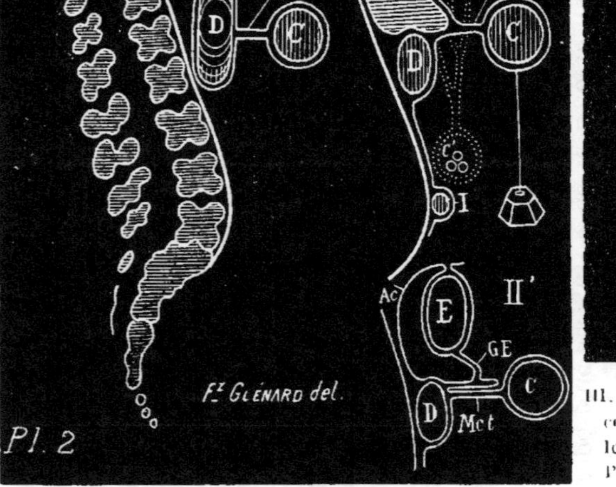

I. Le plan passe au niveau du duodénum à sa naissance. — II. Au niveau de la portion prépylorique de la grande courbure ; le poids montre que le *côlon* (c') *est suspendu à l'estomac* (E). II' Met, mésocôlon transverse (doctrine de Meckel, Müller) ; les 4 feuillets étant soudés en Met, le résultat est le même.

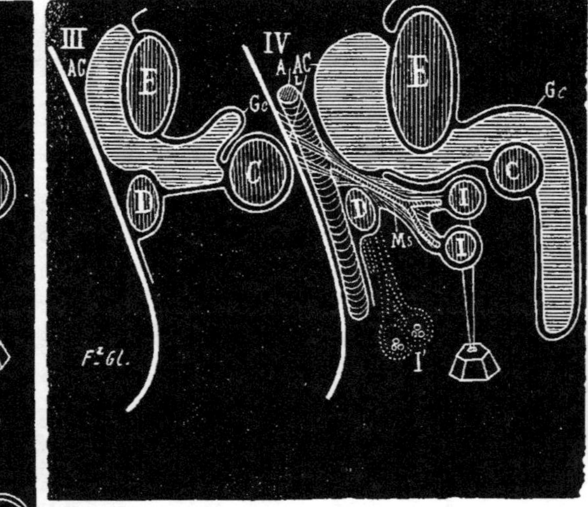

III. De suite après la portion prépylorique de la grande courbure l'épiploon Gc ne tombe pas encore plus bas que le côlon, mais forme déjà un repli qui ne permet plus à l'intestin de tirer sur l'estomac. — IV. Au niveau de l'orifice duodéno-jéjunal, l'épiploon forme un sac suspendu en avant du côlon et descendant plus bas. La mésentérique sup. (Ms), née de l'aorte (A) et les *ligaments* qui l'accompagnent et qui *suspendent l'iléon* (I), *écrasent le duodénum* lorsque le poids les place en I'.

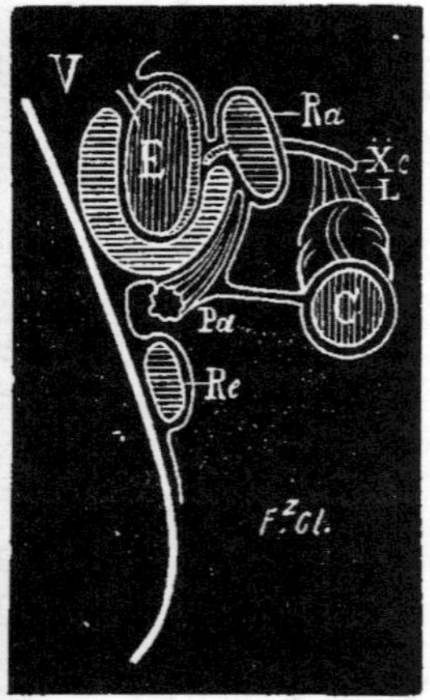

V. Au niveau de la grosse tubérosité. Le côlon n'a plus de rapport avec l'estomac. Ra, rate ; Pa, pancréas ; Re, rein ; Xc, 10e côte ; L, ligament pleuro-colique.

Pl. 3. — *Ligaments suspenseur du côlon transverse.*

Coupe verticale suivant un plan transversal passant par la ligne d'insertion pariéto-viscérale (ligne de réflexion) des feuillets suspenseurs du côlon.

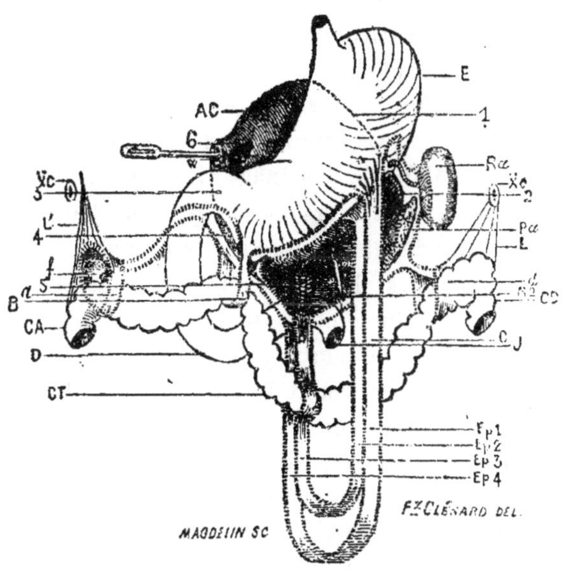

a, bandelette péritonéale réservée au niveau du coude droit ; AC, arrière-cavité de l'épiploon ; B, bandelette réservée au niveau de la grande courbure, dans son trajet prépylorique (*lig. pylori-colique*) ; C, id., vers la partie moyenne de l'estomac ; CA, côlon ascendant ; CD, côlon descendant ; CT, côlon transverse ; D, bas fond du duodénum ; *d*, bandelette péritonéale réservée au niveau du coude gauche. E, estomac ; Ep1. Ep2. Ep3. Ep4, feuillets des sacs épiploïques ; J, jéjunum ; L, ligament pleuro-colique ; L', feuillet du coude droit ; *f*, réflexion sous le coude droit, du mésocôlon lombaire (vu à travers une boutonnière pratiquée au repli péritonéal) ; Ms, mésentérique supérieure, née de l'aorte ; Pa, queue du pancréas entre les deux feuillets postérieurs du mésocôlon ; Ra, rate ; Xc, dixième côte ; W, hiatus de Winslow.

1, bord gauche de l'arrière-sac, derrière l'estomac ; 2, ce bord, au moment où il tombe de la grande courbure sur le mésocôlon ; 3, bord droit derrière le pylore ; 4, ce bord, au moment où sa direction, *jusque-là oblique*, devient (5) verticale et où il tombe sur le mésocôlon ; 6, fenêtre ouverte sur la cavité de l'arrière-sac.

Le côlon, dans sa partie sous-pylorique, est suspendu à l'estomac, dont il est indépendant partout ailleurs.

verse, en proposant des *schémas* qui mettent en lumière le point sur lequel j'insiste et me semblent plus complets que les schémas adoptés jusqu'ici pour représenter *l'arrière-cavité de l'épiploon* dont la disposition explique tout. (Pl. 2 et 3.)

Si l'on coupe le côlon transverse à ses deux extrémités et qu'on le détache sur toute sa longueur, en rasant l'intestin, des membranes qui le retiennent, on voit que la section de sa ligne d'insertion se présente sur les organes sous-jacents avec les caractères suivants de droite à gauche. (Pl. 3.)

La ligne de section formée d'abord de deux feuillets juxtaposés, mais nulle part soudés, repose, à partir du coude droit du côlon (CA), sur la paroi costale, sur le carré des lombes, le milieu du rein droit et la branche descendante (horiz. sup. des auteurs) du duodénum. Arrivés là, les deux feuillets se séparent : le supérieur se continue sur la grande courbure de l'estomac jusque dans le voisinage de la grosse tubérosité, l'inférieur se porte, en traversant obliquement l'aire circonscrite par l'anse duodénale, jusque sur la branche ascendante (horiz. inf. des auteurs) de cet intestin, un peu au-dessous du sommet de l'angle duodéno-jéjunal ; il croise la face antérieure de cet angle à quelque distance de son sommet, et remonte alors, en contournant le jéjunum aussitôt après sa naissance, pour rejoindre en ce point le squelette au niveau de la fossette de Huschke, au-dessous du pancréas ; là, il retrouve bientôt le feuillet supérieur, qui descend directement du grand cul-de-sac de l'estomac et vient de passer (Pl. 3, 2) devant le hile de la rate et de contourner la queue du pancréas d'avant en arrière : à partir de ce point, la section des deux feuillets désormais juxtaposés passe sur le rein gauche et se poursuit jusqu'au ligament du coude gauche du côlon. (Pl. 3, L.)

Le transverse serait donc suspendu à l'estomac sur tout son trajet au-dessous de ce viscère (puisque le feuillet antéro-supérieur de son mésocôlon s'insère à la grande courbure), si la nature n'avait eu recours à un artifice qui équivaut à la suppression de ce feuillet : elle lui a donné une longueur presque le triple de la distance maxima qui, à un moment donné, peut exister entre l'estomac et le côlon, de telle sorte que le transverse dans cette région n'est plus suspendu que par son feuillet postéro-inférieur (Ep') ; le feuillet antéro-supérieur du mésocôlon forme une vaste poche aplatie qui pend au-devant de l'intestin et descend beaucoup plus bas. (Pl. 2, IV, Gc.)

L'adhérence entre elles des parois internes de cette poche, dont la paroi extérieure seule est épithéliale, aurait compromis le but de sa création en rétablissant cette dépendance réciproque du côlon et de l'estomac qu'il s'agissait de prévenir ; or cette adhérence a été rendue impossible par l'interposition d'un sac clos séreux de même dimension que la poche, qui en double partout les parois et leur adhère, mais dont la cavité ne peut s'effacer par des adhérences, parce que c'est la paroi intérieure de ce sac qui est épithéliale.

Cette disposition a le triple avantage de permettre l'indépendance de l'estomac et du côlon, de former au-devant de l'iléon un vaste tablier qui l'empêche à l'état normal de se développer en avant et au-dessus du côlon, avec lequel il eût pu s'enchevêtrer, et enfin de renforcer le feuillet inférieur du mésocôlon auquel eût incombé, sans le sac (par son feuillet postérieur), la tâche de soutenir à lui seul le transverse.

Le sac séreux interposé *(arrière-cavité de l'épiploon)* et dont la partie supérieure se poursuit derrière l'estomac, est vide, aplati ; il a comme tous les sacs vides une paroi antérieure, une postérieure, des bords, des angles. Je n'ai pas à le décrire, ni à rappeler ses rapports ou ses dimensions. Ses bords latéraux seuls nous intéressent : son *bord latéral gauche* tombe verticalement de la grosse tubérosité de l'estomac (pl. 3, 2), adhère au hile de la rate, passe devant la queue du pancréas et tombe sur le feuillet antéro supérieur du mésocôlon transverse qu'il refoule au-devant de lui et qu'il entraîne en avant et bien au-dessous du côlon (1). Le grand

---

(1) Suivant la doctrine de Meckel, Müller, Hausen, basée sur l'examen du péritoine chez le fœtus, et d'après laquelle il n'y a pas, entre les limites latérales de l'arrière cavité, d'épiploon gastrocolique proprement dit, je devrais dire que l'arrière-sac projette en avant le feuillet intermédiaire, non pas à la grande courbure et à l'intestin, mais à la grande courbure et à la paroi postérieure ; car, suivant cette doctrine, le feuillet postérieur de la poche épiploïque remonte jusqu'à la paroi, puis se réfléchit de haut en bas, après s'y être inséré, pour former un feuillet antéro-supérieur distinct au mésocôlon transverse. Mais la distinction ne modifie en rien le résultat final (voir l'appendice (II' Met) de la pl. II, fig II), puisque la paroi postérieure du double sac épiploïque

cul-de-sac de l'estomac se trouve donc par ce fait, à sa limite gauche extrême, dégagé de toute solidarité avec le côlon.

Il n'en est pas de même pour le bord latéral droit du sac invaginé. Né, en haut, de l'angle sup. droit de ce sac (percé à ce niveau et seulement en ce point, où se trouve l'hiatus de Winslow), il descend, *non pas* verticalement, mais *obliquement en bas et à gauche* (pl. 3, 4), de telle sorte qu'il refoule le feuillet antéro-supérieur du mésocôlon au-devant de l'intestin, *non pas* verticalement au-dessous de l'hiatus, mais à gauche ; et cela en un point de l'intestin qui est situé, *non pas* au-dessous du début de la grande courbure, mais au-dessous d'un point de cette courbure placé à 4 ou 5 centimètres du pylore, c'est-à-dire de la limite droite extrême de l'estomac (pl. 3, 5).

Il en résulte, puisque, pendant ces 4 centimètres, le bord du sac *descend en diagonale* — (de l'hiatus qui lui donne naissance en arrière du pylore, en haut et à droite, à l'intestin en bas et à gauche) — puisqu'il descend en diagonale, dis-je, entre les deux feuillets du mésocôlon, antéro-supérieur ou gastrique, postéro-inférieur ou de l'aire duodénale, il en résulte que :

1° Les deux feuillets du mésocôlon seront séparés par le sac au-dessus de la diagonale, mais pourront se souder au-dessous d'elle (1) ;

---

formé se soude au mésocôlon entre son insertion et l'intestin ; seulement il y aurait, à ce niveau, quatre feuillets soudés au lieu de deux. J'ai préféré la doctrine enseignée en France, qui permet de présenter des schémas moins compliqués.

(1) En réalité, ils ne se soudent pas au-dessous, parce que le feuillet inférieur est trop court pour s'adosser au feuillet supérieur en arrière du côlon qui se trouve, s'il est distendu, en contact direct avec le duodénum. Comme d'ailleurs ce feuillet inférieur (réflexion du péritoine prélombaire) est lâchement fixé au duodénum non seulement la poche duodénale peut glisser au-dessous de lui, mais la ligne d'insertion du mésocôlon sur le duodénum peut descendre obliquement de la grande courbure au côté droit du bas-fond duodénal. L'angle sous-pylori-colique se trouve donc fixé par le seul feuillet gastrique du mésocôlon, dans le trajet de 4 à 6 centimètres indiqué plus haut, c'est-à-dire qu'il

2° Le feuillet gastrique qui, aussitôt *après* ces 4 centim., acquerra, par le débordement de l'arrière-sac en avant de l'intestin, une dimension triple, décuple de la distance qui sépare l'estomac de l'intestin, conservera par contre, *pendant* ces 4 centimètres, une dimension exactement égale à cette distance, et, par conséquent, il en résultera que :

3° *Le côlon est relié à l'estomac d'une façon invariable, c'est à-dire lui est suspendu au niveau des 4 premiers centimètres de la grande courbure à partir du pylore.* Q. E. D.

On remarque, en effet, sur la coupe de l'insertion du mésocôlon, que le *bord latéral droit du sac court entre les feuillets* sans avoir été entamé pendant ces 4 centim. (pl. 3, 4), et qu'*à partir de ce point seulement* (pl. 3, 5) le même coup de ciseau sectionne en même temps, et les deux feuillets du mésocôlon, et les deux parois de l'arrière-sac qu'on leur trouve désormais accolées sur la coupe jusqu'au niveau du bord latéral gauche ; à partir de là, il n'y a plus que deux feuillets coupés jusqu'au coude gauche du côlon.

L'angle de soutènement du transverse résultant de cette disposition reconnaîtra *deux moments* de déviation, d'accentuation (d'où l'oblitération de l'orifice sous-pylorique du côlon) : 1° la traction exercée par l'estomac sur le côlon quand l'estomac s'élèvera en se contractant ; 2° la traction exercée par les anses transverses sur l'estomac quand leur concavité s'abaissera, et, dans ce dernier cas, la traction exercée sur l'angle gastro-duodénal (d'où son oblitération possible), et par lui sur le foie.

6° *Orifice sigmoïdo-rectal.*

Intermédiaire à l'S iliaque et au rectum et placé à l'entrée du petit bassin au niveau de la symphyse sacro-iliaque gau-

---

est suspendu par son feuillet mésocolique antéro-supérieur seul (pl. 2, II, Gc), tandis que, dans la région de l'arrière-sac, le transverse est, ainsi que nous l'avons vu, suspendu par le feuillet postéro-inférieur seul (pl. 2, IV).

che, cet orifice est soutenu par la réflexion sous lui du feuillet gauche du mésorectum, très court à ce niveau.

L'occlusion ne peut se faire que par la traction du côté ascendant de l'angle de soutènement, c'est-à-dire par l'anse colo-sigmoïdale, traction limitée par les obstacles que l'iléon oppose au prolapsus de l'S dans le petit bassin, et par le solide mésentère qui soutient la concavité de l'anse en ce point.

Tels sont les six angles de soutènement du tube digestif dont l'étude donne une importance toute particulière à l'anneau digestif qui se trouve à leur niveau, parce que la perméabilité du canal alimentaire est menacée par ce fait en six points de son parcours.

B) **Anses digestives.**

La perméabilité du canal alimentaire serait sûrement compromise, si les anses intermédiaires n'étaient pas autrement soutenues que par leurs extrémités : ce seraient autant de culs-de-sac, dont le poids, augmenté de celui des contenta, tirerait sur les angles de soutènement et écraserait la lumière du tube digestif à leur niveau. Les gaz relèvent les anses, en diminuant leur poids spécifique (l'intestin pouvant être considéré dans l'abdomen comme un ballon plongé dans l'eau) ; il est vrai que la contractilité musculaire, *en comprimant ces gaz*, redresse les angles intermédiaires (comme on le voit fort bien par une insufflation forcée de l'intestin en place) ; mais si les gaz viennent à faire défaut, si la contractilité vient à être défectueuse ? La nature a prévu ce danger, en soutenant aussi les anses par leur concavité ; mais nous allons voir que ce mode de soutien est réalisé fort incomplètement.

Les anses sont *soutenues à leur concavité* par des replis péritonéaux ayant la forme de segments de cercle, dont l'arc s'insère à la concavité de l'anse, dont la corde s'insère à la paroi ou à d'autres viscères. Seul, le duodénum fait exception.

L'*anse duodénale n'est pas soutenue par sa concavité.*

L'abaissement de sa partie déclive, placée en arrière du péritoine, sous lequel elle peut glisser, n'a d'autre limite que la solidité d'attache de ses extrémités (gastrique, jéjunale). C'est à peine si l'on peut compter, en effet, sur la faible résistance qu'oppose au glissement du duodénum en bas le feuillet péritonéal placé au-dessous de lui, tellement sont lâches les adhérences du péritoine à la paroi postérieure de l'abdomen sur la ligne où il se réfléchit de bas en haut en quittant la paroi pour s'élever en avant du duodénum (voir Anat. pathol. plus loin) et former le feuillet inférieur du mésocôlon transverse.

Pour les autres baldaquins, le repli qui s'insère à leur concavité est attaché d'ailleurs de telle sorte que :

La *concavité de l'anse gastrique* est soutenue par le foie (épiploon gastro-hépatique) et subira par suite le contre-coup de tous les déplacements de ce viscère, qu'elle pourra d'ailleurs abaisser.

La *concavité de l'anse iléo-colique* est attachée à la paroi dans sa partie descendante par le mésentère, et le mésentère soutenu lui-même par le ligament mésentérique supérieur, qui passe au-devant de l'orifice duodéno-jéjunal ; dans ses parties déclive et ascendante, elle est fixée contre le squelette.

La *concavité de la* 1re *anse transverse* à droite, de la région sous-pylorique, est soutenue par le mésocôlon transverse, dont le feuillet inférieur est lâchement adhérent à la paroi lombaire : il peut être décollé de cette paroi par l'ampliation du duodénum, du cæcum ou de ce coude droit que nous avons vu si mal soutenu (voir aussi Anat. path.) ; cette anse est donc fort menacée, son attache la plus fixe est donc celle qui la retient par son extrémité sous-pylorique à l'estomac (feuillet antérieur du mésocôlon sous-pylorique).

La *concavité de la* 2e *anse transverse* à gauche de la région sous-pylorique est soutenue par le feuillet postéro-inférieur du mésocôlon transverse fixé surtout à la fossette de Huschke et à la dixième côte gauche, c'est-à-dire très près des extrémités de l'anse qui tirera surtout encore sur ses angles de soutènement.

Enfin, la *concavité de l'anse colo-sigmoïdale* est fixée à la paroi dans sa partie descendante, par un court et solide mésentère, et dans sa partie déclive et ascendante par un mésentère assez long, mais très solide.

Voilà ce qu'apprend l'anatomie normale, elle nous révèle qu'il y a des points dangereux créés par le mode de suspension de l'intestin, des points où la circulation des contenta est menacée ; l'anatomie normale nous apprend que l'entéroptose *peut* entraîner un trouble mécanique de la digestion.

Ce chapitre peut se résumer par la proposition suivante à laquelle la physiologie comparée prête de nombreux arguments et qui permet d'expliquer, par ses conséquences pathologiques implicites, un grand nombre de fait cliniques :

Le duodénum doit être comparé à un flacon portant deux tubulures à son extrémité supérieure : la tubulure gastro-duodénale, réglée par le côlon transverse, la tubulure duodéno-jéjunale, réglée par l'intestin grêle,

étant données : l'absence de suspension de l'anse duodénale à sa concavité ; — la fixité de l'angle duodéno-jéjunal et le passage au-devant de lui du ligament mésentérique supérieur, d'où résulte la possibilité d'une occlusion de l'orifice duodéno-jéjunal ; — la fragilité de la suspension du coude droit du côlon ; la présence constante du ligament pylori-colique d'où résulte la possibilité d'une occlusion de l'orifice gastro-duodénal par prolapsus de l'estomac ; — la fixité, par le ligament pleurocolique, du coude gauche du côlon. Tels sont les faits anatomiques nouveaux dont ce chapitre a eu pour but d'établir la réalité (1).

---

(1) *Le duodénum est donc un estomac au sens physiologique du mot* : c'est-à-dire un diverticule du canal alimentaire, un ventricule dans l'intérieur duquel sont versées des sécrétions spéciales concourant à transformer les aliments pour les rendre absorbables : ces sécrétions sont la bile, le suc

Telle fut décrite, en 1885, l'anatomie normale de l'appareil digestif. Voici aujourd'hui, en 1911, c'est-à-dire vingt-cinq ans après, ce qu'il m'est permis de constater.

Les données anatomiques nouvelles qu'a introduites l'étude des ligaments, épiploons ou mésos, envisagés non plus comme moyens de fixation établissant des rapports dans la situation des différents segments du tube gastro-intestinal, soit entre eux, soit avec la paroi et les autres viscères, mais comme moyens de suspension pouvant jouer un rôle dans la fonction du tube digestif, ont été vérifiées et leur exactitude confirmée.

a. A la description du duodénum en fer à cheval ouvert à gauche, telle que nous la trouvions dans les traités classiques d'anatomie de cette époque, entre autres ceux de Huschke, Sappey, Cruveilhier, a été substituée la description du duo-

---

pancréatique et la sécrétion brunnienne : c'est, de plus, un ventricule dont les orifices d'entrée et de sortie peuvent être fermés : l'orifice d'entrée, par la valvule pylorique et par l'oblitération angulaire qui résulte de l'abaissement de l'estomac, soit spontané, soit provoqué par la traction du côlon transverse : l'orifice de sortie, par le ligament mésentérique supérieur, et l'oblitération angulaire à laquelle l'expose la fixation au squelette de l'orifice duodéno-jéjunal.

Il eût été bien imprévoyant de ne pas disposer ainsi le duodénum. Autrement, et comme le permettrait le duodénum classique, c'est-à-dire le fer à cheval ouvert à gauche, les liquides importants qui y affluent se seraient, à peine sécrétés, de suite perdus dans l'intestin, longtemps avant d'être mis en contact avec le chyme. On sait que la bile afflue dans le duodénum par évacuation totale de la vésicule au moment où commence le repas, puisque la sécrétion hépatique se verse directement goutte à goutte par le cholédoque tant que dure le travail gastrique, c'est-à-dire pendant 3 heures. Pendant ces 3 heures qui suivent le repas l'estomac est en mouvement, le pylore reste fermé et le duodénum est immobile et *flasque*, se laisse par conséquent remplir par la bile et le suc pancréatique. Lorsque, 3 heures après le repas, le chyme sera propulsé en masse à travers le pylore, il se mettra de suite en contact avec les sécrétions accumulées pour le recevoir, et ainsi rien ne sera perdu.

Il n'est pas rare du reste de trouver des duodénums dilatés (pl. 6, 8, 7, 8, 9), parfois même sous forme d'ampoule (pl. 6, 7), ce qui implique la possibilité d'un obstacle, obstacle à l'orifice de sortie.

Chez le marsoin, le chameau, le lamas, l'autruche d'Amérique, le casoar, le duodénum présente une dilatation en poche près du pylore, au point d'abouchement des canaux biliaires.

Chez les cétacés, les naturalistes ne s'entendent pas encore sur le nombre des estomacs : il varie en ce que le plus inférieur est considéré tantôt comme un estomac, tantôt comme un duodénum.

dénum à concavité ouverte en haut, de l' « anse duodénale » telle que je la proposais. Ce fut Jonnesco qui, le premier, adopta ma manière de voir (1).

b. L'importance de cette autre constatation, que l'organe suspenseur de l'extrémité pylorique de l'estomac, c'est-à-dire le bord Winslowien de l'épiploon gastro-hépatique, doublé du ligament hépato-duodénal, répond, non pas au pylore, mais un peu au-delà de lui, 2 ou 3 centimètres plus loin, au duodénum, a été justement appréciée. Cette disposition a motivé, dans les descriptions anatomiques ultérieures, la division du duodénum, suivant sa direction, en quatre portions au lieu de trois. L'ancienne division classique en 1re portion horizontale supérieure, 2e portion verticale, 3e portion horizontale inférieure, est devenue, dans les classiques actuels, la division suivante : 1re portion ascendante, 2e portion descendante verticale, 3e portion horizontale, 4e portion ascendante. Que l'anse ainsi formée soit, sur le cadavre, en forme d'U, de V, ou d'Oméga, c'est toujours une anse ouverte en haut.

c. Le défaut de soutien du coude droit (angle droit, angle hépatique) du côlon, la solidité de fixation de son coude gauche (angle gauche, angle splénique), insuffisance et solidité sur le contraste et les conséquences desquelles j'insistais, ont été dès lors soulignées par tous les auteurs.

d. L'étude du mode de suspension de l'anse colique transverse apportait deux points de vue nouveaux : 1° la division du transverse en deux parties ; 2° la cause anatomique de cette division, tirée de la disposition du mésocôlon transverse.

1° « L'idée de la division du côlon transverse en deux parties, apportée par Glénard » (2), a été adoptée par tous les auteurs, qui, depuis lors, ont consacré des études spé-

---

(1) Jonnesco. — Anatomie topographique du duodénum. *Progrès médical*, mars-avril 1889.

(2) Buy. — Anatomie du côlon transverse. *Thèse Toulouse et Paris*. Naud. 1901, 239 pages.

ciales à l'anatomie du gros intestin : Fromont, Jonnesco et Charpy, Mauclaire et Mouchet, Legueu, Lemaire, Jean Buy.

Si cette division a été adoptée dans le Traité Poirier-Charpy (2e édit., 1901), toutefois, dans les Traités d'anatomie de Testut (4e édit., 1901), de Reinke (Berlin, 1908), Langer-Toldt (7e édit., Vienne, 1902), Gegenbaur (7e édit., Leipzig, 1903), nous trouvons maintenue la vieille description d'un côlon transverse rectiligne tendu d'un hypochondre à l'autre.

Aux diverses dénominations que j'avais donné à choisir pour désigner chacune des deux « demi-anses transverses » formées : anse costo-sous-pylorique, anse sous-pylori-costale, ou encore : anse transverse droite, anse transverse gauche, ou enfin celles que je préfère : première anse transverse, deuxième anse transverse, ont été substituées les suivantes par les auteurs qui ont adopté ma manière de voir :

Pour Fromont (1) qui, le premier, a adopté ma manière de voir : 1re partie, anse transverse vraie ; 2e partie, anse gastro-colique ;

Pour Jonnesco et Charpy (2) : 1re anse droite ; 2e anse gauche ;

Pour Mauclaire et Mouchet (3) : 1re portion droite, anse sinueuse ; 2e portion gauche, anse gastro-colique ;

Pour Ducatte (4) : 1re partie droite, 2e partie gauche ;

Pour Legueu (5), qui a étudié le gros intestin chez le nouveau-né et chez l'enfant : 1° une première portion « pouvant être aussi bien rattachée au côlon transverse qu'au côlon ascendant », entre lesquelles il n'y a qu'une limite « artifi-

---

(1) FROMONT. — Anat. topogr. de la portion sous-diaphragmatique du tube digestif. *Thèse Lille*, 1890.

(2) JONNESCO et CHARPY. — Traité d'anatomie Poirier-Charpy.

(3) MAUCLAIRE et MOUCHET. — Considérations sur les formes et les moyens de fixité du côlon transverse. *Bull. Soc. Anat.*, 1896, p. 600.

(4) DUCATTE. — Les ptoses du gros intestin et leurs complications chirurgicales. *Thèse Paris*, 1899-1900.

(5) LEGUEU. — La situation du cæcum chez l'enfant. *Bull. Soc. Anat.*, février 1892.

cielle et arbitraire » s'étendant « jusqu'au niveau et au-dessous du pylore » ; 2° une deuxième portion succédant, à ce niveau, à la première.

Pour Lemaire (1), qui a restreint son étude à « l'anatomie topographique des organes abdominaux du fœtus et du nouveau-né » : 1° portion droite, « de l'angle hépatique au pylore » ; 2° portion gauche.

Pour Buy (2), dont le très remarquable travail, basé non seulement sur l'anatomie du côlon, tant chez le nouveau-né que chez l'adulte, non seulement sur l'embryologie du côlon transversal, mais encore sur l'étude des circonstances étiologiques (état de la paroi abdominale, présence ou non de phénomènes de constriction, distension ou vacuité de l'intestin, longueur du côlon, état des ligaments, etc.) qui accompagnent les variations du côlon, l'anse transverse est divisée en : 1° côlon droit ; 2° côlon gauche. La limite qui les distingue se trouve « au niveau de la portion descendante du duodénum, un peu à droite de la ligne médiane. C'est là l'origine du mésocôlon transverse ».

Dans son historique très complet et très intéressant des causes invoquées pour expliquer « la variabilité de forme du côlon transverse », Buy a bien voulu écrire : « Il appartenait à Glénard d'être le promoteur des travaux qui ont marqué ces vingt dernières années » ; et, ailleurs, il dit, après avoir cité les beaux travaux de Trèves sur la fréquence des déviations coliques : « Glénard, dont le travail venait d'obtenir un légitime succès, avait pour ainsi dire sonné le glas de la forme simple et rectiligne du côlon transverse. » Plus loin, revenant sur cette question du côlon droit et du côlon gauche, il montre « combien cette idée est heureuse de conséquences, qu'elle s'affirme par d'autres faits secondaires, que l'évolution des deux segments coliques est différente, etc. »

N'est-il pas puissamment intéressant de rappeler ici ce

(1) Lemaire. — Anat. topogr des organes abdominaux du fœtus et de l'enfant. *Thèse Lille*, 1896-97.

(2) Buy. — *Loc. cit.*

fait sur lequel j'ai appelé ailleurs l'attention (1) : que les deux anses transverses ont un régime distinct, non seulement d'irrigation sanguine, mais d'innervation ? N'y a-t-il pas lieu d'admirer que la ligne de partage, entre les deux grands territoires de l'appareil gastro-intestinal : d'un côté, l'iléon, le cæcum, le côlon ascendant, la première anse transverse ; de l'autre, la deuxième transverse, le côlon descendant l'angle sygmoïde, le rectum, passe précisément par le point du côlon transverse qui est intermédiaire à ses deux anses, par ce point dont j'ai parlé, où « la volumineuse anse transverse est relevée à l'aide d'un ligament qui diminue la « portée de l'anse » et en complète le soutien ? »

En vérité, il y a, dans la division du côlon transverse en deux parties autre chose qu'un schéma facilitant la description topographique du gros intestin. Il y a une cause anatomique et, cette cause, c'est l'existence du « ligament pyloricolique ».

2° Si j'ai lieu de me féliciter d'avoir proposé la division de l'anse transverse en deux parties, il n'en serait pas de même, paraît-il, de ma proposition de justifier cette division par l'existence d'un ligament spécial ; je n'aurais, semble-t-il, qu'à regretter une description anatomique dont la soi-disant irréalité serait patente, une prétendue erreur dont il est manifeste que certains auteurs ont abusé pour voiler le crédit scientifique des autres parties, cependant vérifiées exactes, de mon œuvre anatomique.

Que disent, en effet, les auteurs qui, depuis ma description, ont consacré des études spéciales à l'anatomie du côlon transverse ?

« Je crois, dit Fromont (2), l'existence d'un ligament pyloricolique difficile à admettre et faite surtout pour les besoins de la thèse soutenue par l'auteur dans la partie anatomo-pathologique de son travail. »

---

(1) F. Glénard. — Critique de l'indépendance des lobes du foie. *Revue Mal. Nutr.*, 1910, et *Paris-Alcan*, 95 p., 18 fig. dans le texte.

(2) Fromont. — *Loc. cit.*

« En général, disent Mauclaire et Mouchet (1), c'est une ligne verticale passant par le pylore qui forme la limite droite de la deuxième portion du côlon ; mais cette limite n'est pas invariable et n'est point constituée, comme le pense Glénard, par un *ligament pyloricolique* dont nous n'avons pu reconnaître l'existence distincte, indépendante de celle du grand épiploon, qui relie le côlon à l'estomac depuis la grosse tubérosité jusqu'au pylore. »

Cohan (2), qui attribue à Fromont la division du côlon transverse en deux portions, ne parle pas du ligament pyloricolique et ne prononce pas une seule fois mon nom.

« Nous ne partageons pas, écrit Ducatte (3), à propos du ligament pyloricolique, l'opinion de M. Glénard, et nous pensons que, s'il y a quelque chose de constant dans ce ligament, c'est son absence. » (!)

Buy (4) fait prévaloir l'explication anatomique que j'ai donnée de la division du transverse en deux anses, droite et gauche, sur l'absence d'explications des auteurs qui m'ont suivi et qui n'ont fait « qu'œuvre de statistique ». Toutefois, après avoir traité de « conjecture » l'existence de mon ligament pyloricolique, c'est, comme je l'ai fait, une explication anatomique qu'il propose à son tour : c'est aussi un ligament qu'il invoque ; mais c'est un autre que le mien. Ce n'est plus le ligament pyloricolique, c'est le « ligament duodéno-colique » qui, dit-il, n'a jamais été décrit avant lui.

M. Buy accumule tout d'abord les preuves favorables à l'origine anatomique d'une différenciation entre les deux portions du côlon transverse. Il les tire : 1° de l'étude du méso-côlon chez le nouveau-né et de sa comparaison avec celui de l'adulte ; 2° des faits d'embryologie du côlon transverse, relevés par Jonnesco, Tourneux ; 3° de multiples mensurations qu'il a prise sur le feuillet méso-colique gauche.

(1) *Loc. cit.*
(2) *Loc. cit.*
(3) *Loc. cit.*
(4) *Loc. cit.*

Après, il décrit minutieusement un « ligament cystico-colique » signalé la première fois par Bricou, en 1887 ; ce ligament forme une lame triangulaire « dont le sommet est au point de rencontre du col de la vésicule biliaire et du coude duodénal, où il se confond avec le petit épiploon », « dont les côtés se fixent sur le duodénum, au-dessous du premier coude et sur le côlon transverse » ; « il atteint le côlon transverse, le plus souvent à droite du duodénum, quelquefois à gauche, où il peut, par sa fixation sur les deux branches, rendre définitive une sinuosité sous-pylorique. »

Enfin, M. Buy arrive à la description de ce ligament auquel il donne le nom de duodéno-colique. Il s'agit d'un ligament qui, du bord inférieur de la première portion du duodénum, s'étend au bord supérieur du côlon transverse sous-jacent et détermine avec la lame épiploïque qu'il recouvre une fossette duodéno-colique « La forme et les dimensions du ligament duodéno-colique sont à peu près constantes..., l'attache duodénale est quelquefois plus large et dépasse à gauche le pylore ; dans l'observation LXXIX. elle occupait 5 centimètres au bord inférieur de la poche prépylorique. »

Qu'est-ce que ce ligament duodéno-colique de Buy ? Mais c'est précisément mon ligament pylori-colique, et M. Buy est tellement frappé de la concordance de sa description avec la mienne, qu'il est obligé d'ajouter :

« Il ne faut pas confondre le ligament duodéno-colique avec le ligament pyloricolique, ainsi décrit par Glénard : « Lorsqu'on tire sur le côlon transverse directement de haut en bas et un peu à droite de la partie moyenne de l'anse transverse en allant de droite à gauche 1°... », etc. (Voir plus haut ma description que M. Buy donne *in extenso*).

Et, après avoir terminé la citation, il dit :

« Si nous avons bien compris la description de Glénard, son ligament consisterait en un épaississement localisé du mésocôlon transverse ou du ligament gastro-colique, tandis que celui que nous écrivons est un feuillet surajouté.

« Mais cet épaississement n'a jamais été trouvé jusqu'ici.

Fromont, Mauclaire, Ducatte le nient. Nous n'avons pas eu plus de succès dans nos recherches ; aussi, avec les auteurs qui précèdent, nous pensons que cette donnée anatomique ne doit pas compter parmi les moyens de fixité du côlon transverse. »

Ainsi donc, le motif qui a fait rejeter par Fromont, Mauclaire et Mouchet, par Ducatte, Buy, l'existence du ligament pyloricolique de Glénard, c'est que ces auteurs n'ont trouvé dans ce lien qui unit le côlon transverse à la région prépylorique de l'estomac aucune fibre ligamenteuse spéciale, aucun épaississement ; et, précisément, le seul motif qui, pour Buy, distingue le ligament duodéno-colique, décrit par lui, de mon ligament pyloricolique, c'est que, dans le ligament duodéno-colique, il y a un feuillet surajouté.

Mais, dans ma description, il n'est pas question de fibres ligamenteuses, ni même, suivant l'expression de M. Buy, d'épaississement. Le schéma qui accompagne ma description, la technique invoquée par moi pour déceler le rôle, comme moyen de suspension du côlon transverse, du ligament pyloricolique, c'est-à-dire les tractions directes de haut en bas des points successifs du gros intestin, prouvent bien qu'il ne s'agit pour moi, non d'un dispositif ligamenteux spécial, mais tout simplement de l'épiploon duodéno-gastro-colique, c'est-à-dire du péritoine, dans la région du côlon transverse où le gros intestin se trouve en rapport avec le duodénum et la partie prépylorique de l'estomac.

Il n'y a là qu'une querelle de mots ! C'est le mot ligament qui a fait tout le mal. Mais la querelle est tranchée par ce fait que tous les auteurs ont adopté, depuis ma description, la division de l'anse transverse en deux parties, anse droite, anse gauche. Cette division ne peut avoir d'autre cause qu'une cause anatomique ; cette cause anatomique ne peut résider que dans une connexion spéciale intermédiaire à ces deux anses ; cette connexion, c'est le ligament ou, si l'on préfère, l'épiploon pyloricolique : tous les auteurs s'accordent d'ailleurs à placer au niveau et au-dessous du pylore le point qui est intermédiaire aux deux anses.

« Glénard, disent Jonnesco et Charpy (1), a décrit, sous le nom de ligament pyloricolique, une attache résistante et constante qui suspendrait la partie moyenne du côlon à la grande courbure de l'estomac au niveau du canal pylorique. Ce ligament n'a pas été retrouvé par les observateurs qui l'ont recherché (Fromont, Mauclaire, Buy). L'attache épiploïque, au niveau du pylore, ne présente pas de forme particulière. »

« Buy, ajoutent ces auteurs, a constaté l'existence assez fréquente d'une fossette péritonéale qui siège entre le coude supérieur du duodénum et le côlon transverse, fossette duodéno-colique ; elle est bien marquée quand le côlon est abaissé naturellement ou à dessein pour la rechercher. »

Ils ne parlent pas du ligament duodéno colique de Buy.

Disons donc, pour conclure et tout concilier, qu'il existe, conformément à ma description, à laquelle je n'ai rien à modifier, sauf le mot ligament, un lien, une attache pyloricolique, constituée par le péritoine et suspendant, par son milieu, la grande anse transverse à la partie prépylorique de l'estomac, la partageant ainsi en deux anses : l'anse transverse droite et l'anse transverse gauche.

Ce que je demande, c'est que l'on continue à distinguer, en raison de son importance pathologique, l'épiploon pyloricolique de l'épiploon gastro-colique.

« La concession que je puis encore faire, c'est que l'étendue en largeur de ces connexions pré-pylori-coliques est trouvée parfois, quoique rarement, réduite à trois, à deux ou même à un centimètre, au lieu de quatre, d'insertion sur la partie pré-pylorique de la grande courbure de l'estomac, presque de suite, dans ces cas, séparée du transverse par l'interposition du sac épiploïque. L'exiguité anormale des connexions, congénitale peut être acquise, expliquerait la résistance opposée à la gastroptose par certains sujets, malgré leur entéroptose » (2).

---

(1) Traité d'anatomie Poirier-Charpy.

(2) Glénard. — Rapport sur « les Ptoses ». *Comptes-rendus Soc. Méd.* Paris, 1903.

Pour en terminer avec la très importante thèse de M. Buy, je lui emprunterai la citation suivante : « ... C'est, d'ailleurs, le meilleur moyen de ne pas mériter le reproche de Malgaigne, accusant les anatomistes d'apporter toujours « des faits nus », car « un fait n'est rien par lui-même, il ne vaut que par l'idée qui s'y rattache ou par la preuve qu'il fournit. » (Claude Bernard).

Rappelons les origines de l'idée directrice qui présida aux recherches anatomiques sur le mode de suspension de l'intestin.

La palpation systématique et méthodique de l'abdomen, chez les dyspeptiques, en particulier la palpation du gros intestin, dont un auteur allemand, Haussmann (1), veut bien dire que je fus l'initiateur ; la constatation que j'avais faite d'un état, inconnu avant mes recherches, d'entéro-sténose colique fonctionnelle dans certaines dyspepsies dites idiopathiques ou nerveuses ; l'imputation possible d'un rôle pathogène à la diminution de tension (hypotase) de l'abdomen ; la notion de ptose qui se dégageait, tant des signes physiques que des symptômes fonctionnels de ces maladies ; l'inefficacité de tout traitement dans lequel ne figurait pas en première ligne l'application d'une sangle pelvienne, m'avaient conduit à me poser le problème suivant : « Il est donc curieux de rechercher si l'abaissement de l'intestin que nous avons constaté sans idée préconçue et *sans recourir à la moindre hypothèse*, chez notre dyspeptique, peut avoir réellement des conséquences fâcheuses au point de vue, peut-être *mécanique*, de la digestion et, pour cela, il convient tout d'abord d'étudier sur le cadavre comment l'intestin est soutenu dans la cavité abdominale. Quelles peuvent être les conséquences, les causes de l'*entéroptose* dont nous venons de voir les signes incontestables ? » (2)

---

(1) Die methodische intestinal palpation. *Berlin Karger*, 1910, 160 p., 9 fig. et 4 tables dans le texte.

(2) F. Glénard — Entéroptose, 1885.

C'est à cette question que s'efforça de répondre le chapitre d'anatomie normale sur la « suspension du tube digestif ».

La conclusion fut, ainsi que nous l'avons vu, que le défaut de suspension, la ptose de l'intestin *peut* entraîner un trouble mécanique de la digestion. La conséquence, que je formulais alors, fut la suivante : « Il importe maintenant de chercher si l'anatomie pathologique ne pourrait confirmer l'hypothèse de cette menace d'atrésie en montrant les effets de sa réalisation ; c'est alors seulement que nous pourrons songer à appliquer cette notion nouvelle à l'interprétation des faits cliniques » (1).

B

Anatomie pathologique de l'Entéroptose

Comme je l'ai fait pour le chapitre d'anatomie normale, et pour les mêmes motifs, je reproduis ici, intégralement et sans la moindre correction, notes comprises, le chapitre d'anatomie pathologique tel qu'il fut publié en 1885 :

On ne meurt pas de dyspepsie idiopathique ; notre dyspeptique, arrivé à la troisième période (mésogastrique et neurasthénique), qu'on pourrait encore appeler la *période d'inanition,* peut bien mourir d'inanition, mais ce sera en passant par une lésion déterminée (la dilatation de l'estomac, par exemple), ou bien s'il meurt, ce sera d'une affection intercurrente dont l'inanition aura peut-être provoqué l'éclosion ; mais ce ne sera plus l'autopsie d'un dyspeptique qu'on aura sous les yeux ; on n'y pensera même pas. En tout cas, l'on sait que l'histologie ne décèle aucune lésion de la muqueuse digestive.

Mais si la dyspepsie peut réellement relever ou se compliquer d'une cause mécanique de perturbation, comme la dyspepsie est une affection des plus communes, on devra fort

(1) Glénard, *ibid.*, 1885.

souvent trouver à la salle d'autopsie, sur des sujets pris au hasard et quelle que soit la cause de la mort, des lésions spéciales inconciliables avec une mécanique régulière de l'appareil digestif et qui permettront d'affirmer qu'il eût dû être dyspeptique par le fait de ces lésions.

Or, on peut dire, et je m'en réfère à mes 40 autopsies, que la *topographie* des viscères abdominaux ne présente guère son aspect normal, sa disposition régulière, que chez les suicidés, les nouveau-nés ou dans les cas de mort accidentelle. Bien plus, il y a vraiment lieu d'être étonné, en réfléchissant sur les lésions que l'on rencontre, des conséquences inévitables qu'elles devaient entraîner, et des symptômes qui devaient les trahir et que l'on ne songe pas, de nos jours tout au moins, à relier à leur véritable cause.

J'insisterai sur les plus fréquents, ne voulant pas sortir des proportions que je me suis imposées pour ce chapitre.

C'est d'abord le *côlon transverse* qui, par son siège, son volume, les brusques variations de sa capacité, apporte le plus de perturbations dans la topographie viscérale.

On vérifie d'ailleurs les données de l'anatomie normale par ce fait que : *le coude gauche et le côlon descendant sont toujours à leur place* : d'un autre côté, *le côlon ascendant et le coude droit, fréquemment abaissés*, ne dépassent jamais en dedans une ligne tirée de l'extrémité droite de la 9e côte (pylore) au bord interne du cæcum, du moins je ne l'ai jamais vu.

Quand au *transverse*, lorsqu'il est dilaté par les gaz, qu'il atteint le volume du poing, comme il s'allonge en même temps qu'il s'élargit, on peut le rencontrer dans tous les points de l'abdomen, sauf dans le flanc droit ; il peut être trouvé dans le thorax, où il peut s'élever jusqu'à la 5e dorsale en avant du foie, ou de l'estomac, à l'hypogastre, dans le flanc gauche, aussi bien qu'à son siège normal, c'est-à-dire à l'épigastre et sous les hypochondres ; il peut occuper à lui seul la moitié de la cavité abdominale. (V. les planchettes 2, 0, 1.)

Ce fait est important, non seulement au point de vue des

déviations angulaires, mais encore au point de vue de la valeur qu'il permet d'attribuer aux signes fournis par la percussion (1) : *étant donnée une région sonore dans une zone comprise entre deux lignes transversales passant, l'une par les mamelons, l'autre par le pubis, il est impossible* (sauf pour la région cæcale) *d'affirmer par la seule percussion que cette sonorité n'est pas provoquée par le côlon transverse.*

Le chirurgien qui pratique la gastrotomie ne peut pas savoir si le premier organe qui apparaîtra à travers la plaie ne sera pas le côlon transverse.

Je crois donc qu'on doit attacher une certaine importance à la recherche de la *corde colique transverse*, seul signe qui permette, lorsqu'on le constate, de savoir où se trouve le côlon transverse et, par conséquent, où il ne se trouve pas. La constatation du battement épigastrique, d'après l'interprétation que j'en ai donnée, conduit aux mêmes conclusions.

Ce signe de diagnostic topographique acquiert une valeur plus grande encore lorsque l'on remarque que, s'il n'est pas permis d'affirmer qu'une région sonore quelconque de l'abdomen ne corresponde pas au transverse (sauf la région cæcale), d'un autre côté on ne peut davantage affirmer qu'il s'agisse bien de cet organe. Dans plusieurs cas, j'ai vu l'aiguille de contrôle percer une anse dilatée de l'iléon sous l'appendice xiphoïde, alors qu'on était en droit d'y supposer le côlon transverse (2).

---

(1) C'est en vain que j'ai essayé, chez dix sujets, de figurer sur la peau de l'abdomen la topographie du tube digestif, d'après les résultats de la percussion, en tenant compte des nuances les plus délicates de tonalité, que je désignais par des notes musicales : l'aiguille exploratrice tombait fréquemment sur un segment digestif différent de celui soupçonné, et donnait un démenti au diagnostic ; c'est ainsi qu'il m'arriva plusieurs fois, dans des cas où j'avais lieu de supposer l'estomac sonore et dilaté, de tomber sur le transverse et non sur l'estomac en perçant l'épigastre sous l'appendice xiphoïde ou en perforant la paroi thoracique, dans le sixième espace intercostal, sur la ligne du mamelon.

(2) Pour diagnostiquer le siège du côlon, qui permet à son tour le diagnostic différentiel de quelques tumeurs abdominales (le côlon se trouve en avant des tumeurs du rein, en arrière des tumeurs de la rate ou de l'épiploon), on a eu recours au gonflement artificiel de l'intestin, soit avec des gaz (bicarbonate de soude et acide végétal) soit avec de l'air

On peut être très souvent, en effet, surpris de la difficulté qu'on éprouve, après avoir ouvert l'abdomen en croix, à trouver le côlon transverse au milieu du paquet intestinal ; c'est l'iléon dilaté qui remplit l'abdomen, du sternum au pubis, et c'est seulement après avoir écarté ses anses que l'on finit par trouver, appliqué contre l'aorte, sur la face antérieure de la colonne, un côlon contracté, mamelonné, ayant le diamètre du pouce et dirigé transversalement au niveau de la troisième lombaire, avec son épiploon ramassé sous lui : c'est notre *corde colique transverse !*

Or, c'est précisément cet état du côlon qui a déjà intrigué tous les anatomistes (1) ; ils l'attribuent à l'*inanition* à l'*agonie*, à la *rigidité cadavérique*, à une *mort violente*, etc. ! Toutes ces explications ne tombent-elles pas devant ce fait que cet état du côlon peut-être très fréquemment décélé sur le vivant ? Bien plus, qu'il peut être décélé sur un vivant *qui vivra longtemps*, sur notre dyspeptique, par exemple, qui va, vient, mange beaucoup et ne maigrit plus, tout en souffrant de ces digestions et portant constamment *sa corde avec lui*.

---

insufflé par une poire de Richardson (Frerichs, Fenwich, Wagner, Ziemssem, Ebstein, Runeberg). Ce nouveau procédé a été appliqué à l'estomac pour le délimiter par la sonorité ainsi développée.

Cependant, il est parfois possible de décéler par la seule percussion le siège du transverse, quand sa sonorité a le même ton, le même timbre que celle du cæcum, et qu'elle est ininterrompue entre ces deux régions en passant par le coude colique droit.

(1) Cette disposition du côlon paraît avoir de tout temps attiré l'attention. *Riolan* (Anthropogr., l. II, c. 14), *Spigelius* (de Hum. corp fab., l. VII, c 5) et les anatomistes des siècles passés décrivent avec complaisance et attachent souvent une grande importance aux *contractions par agonie et par inanition du côlon*. *De Haën* les décrit avec soin et les dessine (t IX, c. III, t. III) ; *Cruveilhier* écrit : « Le calibre du gros intestin peut être tellement réduit qu'il ressemble à un cylindre plein, de la grosseur du petit doigt » (Anat.). *Luschka* dit qu'il l'a trouvé « gros comme le pouce dans les cadavres frais de suppliciés, état considéré comme pathologique par les légistes, mais qui serait un *degré élevé de rigidité cadavérique* » (loc. cit., 1863). Ces citations semblent prouver que la constatation de la corde transverse sur le vivant n'avait pas encore été faite.

Cette corde a été notée à l'autopsie des cholériques. (D'après Buonomo, le choléra de Naples débuta dans le côlon et le cæcum.)

La corde colique transverse appartient donc à la physiologie et à la clinique, bien plus encore qu'à l'anatomie descriptive !

Fréquemment on trouve cette corde étroite, brusquement interrompue sur un ou deux points de son trajet par une volumineuse dilatation ampullaire, et ces ampoules, du volume du poing, siègent surtout *en amont des orifices* sous-pylorique, sous-costal gauche ou enfin sigmoïdo-rectal, au niveau desquels il semble que l'onde de dilatation ait rencontré un obstacle à sa progression (1).

Enfin, si le sujet est maigre, avec l'abdomen excavé, on pourra trouver un côlon partout étroit, depuis son coude droit jusqu'au rectum, un *S* iliaque ayant tout au plus le calibre du petit doigt (2).

La sténose peut même commencer dès le cæcum (le cæcum a toujours au moins le volume d'un œuf), et, dans ce cas, on voit le coude droit du transverse abaissé et le cæcum déjeté en dedans. Chez ce sujet, l'intestin grêle est également vide de gaz, les ansettes sont massées les unes contre les autres et forment un paquet blotti dans le petit bassin, de telle sorte qu'on ne voit en avant des vertèbres lombaires que le mésentère, sous lequel se dessinerait le relief de l'aorte si elle était injectée, et les deux ou trois premières anses du jéjunum ; la paroi abdominale antérieure repose sur la colonne lombaire. Plus haut, on trouve l'estomac, dont les cinq sixièmes sont à gauche de la ligne médiane, et sous lui l'anse duodénale

---

(1) Cruveilhier, qui a observé ces dilatations ampullaires, que séparent des « étranglements par resserrement des fibres musculaires, ayant lieu, dit-il, probablement pendant la vie », se demande si elles n'ont pas de rapport avec les *coliques venteuses*. Je le crois : ce sont les « vents clos » dont parlent les malades et qui se dissipent en même temps que les coliques, lorsqu'ils se pratiquent le massage abdominal.

La stase gazeuse en amont des orifices est la cause des douleurs inter costales des dyspeptiques. C'est au niveau de ces ampoules que la pression est sensible, dans les points que nous pouvons noter en palpant l'abdomen.

(2) La corde colique peut exister sans qu'il soit possible de la déceler par la palpation, lorsque l'intestin grêle dilaté se place au devant d'elle. L'abdomen peut dans ces conditions être sonore, malgré un côlon très étroit. J'ai rencontré plusieurs fois sur le cadavre une pareille disposition.

prolabée surtout à droite et croisée en ce point par la corde colique ; celle-ci est retenue à la grande courbure de l'estomac, dont elle s'écarte bientôt pour passer devant l'aorte, décrire une anse peu prononcée et rejoindre la dixième côte gauche. De telle sorte que la direction générale du côlon peut être marquée par une ligne étendue de la fosse iliaque droite à la 10e côte gauche en passant sous le pylore.

La limite inférieure de l'anse formée par la corde colique ne dépasse jamais en bas la troisième lombaire ; car la longueur du côlon se trouve diminuée aussi bien que son calibre, la contracture (?) (tous les autres muscles du cadavre sont en relâchement) portant sur les fibres longitudinales comme sur les circulaires de sa musculeuse (1) ; on peut même trouver la corde remontée derrière l'estomac.

Mais ce tableau, dont il est aisé de vérifier l'exactitude, est identique à celui que les signes objectifs de notre dyspeptique nous eussent permis de tracer. Les schémas (pl. A, B) sont exacts.

Que, sur ce sujet, on coupe le jéjunum à son origine, que l'on introduise le doigt dans l'orifice jéjunal du duodénum, et l'on sentira le doigt serré en avant par le ligament mésentérique supérieur ; si ce doigt tente de l'écarter de la colonne, on verra qu'il soulève en même temps le paquet de l'iléon.

---

(1) Il est vraisemblable qu'il ne s'agit pas seulement de contraction, mais qu'*il y a un raccourcissement réel des fibres musculaires* ; depuis fort longtemps, chez le dyspeptique, les gaz ne pénètrent plus dans le côlon transverse (angustie colique sous-pylorique) et la traction que ce transverse d'un poids spécifique augmenté, exerce sur l'estomac, rend l'accès des gaz dans le tube digestif encore plus difficile (éructations par obstacle angulaire au niveau de l orifice gastro-duodénal) ; de plus l'action musculaire de l'intestin ne s'exerce que sur de petites masses alimentaires débitées peu à peu, soit parce que le malade mange moins, soit parce que l'estomac atonique ne les verse que par fragments. La contractilité de l'intestin manque alors d'un point d'appui suffisant (comme la main lorsqu'elle veut serrer une noisette), l'intestin réduit son calibre à la proportion du contenu ; et la contraction devient d'autant moins énergique que le diamètre du tube intestinal contracté est moins différent de celui de ce tube avant sa contraction. Cela paraît évident. La constipation opiniâtre, les scybales, les selles rubanées en sont la conséquence.

Cette pression exercée sur le doigt sera plus prononcée si l'on place le sujet dans la station assise ; dans cette station assise on verra également que la corde colique abaisse par

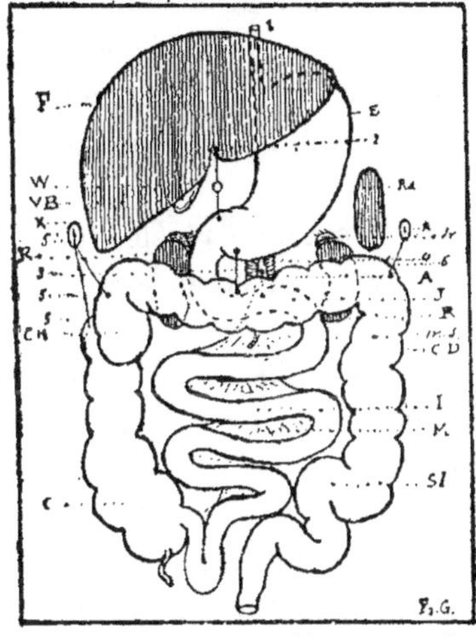

A. — Schéma de l'état normal.

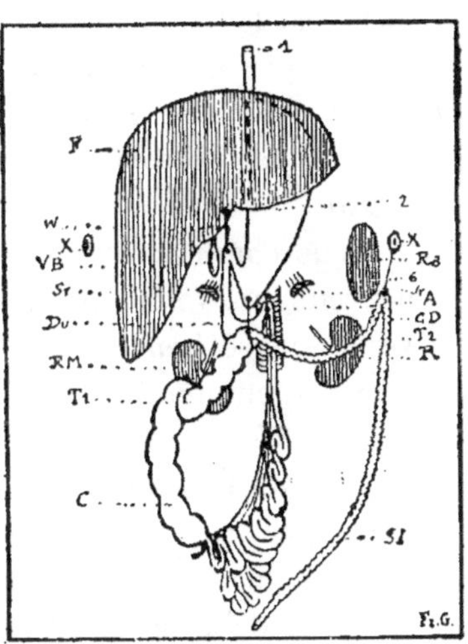

B. — Schéma de l'entéroptose.

A. — *Schéma de l'état normal*

A, aorte. E, estomac. C, cæcum. CD, côlon descendant. CH, coude droit du côlon. D, duodénum. Du, bas-fond du duodénum. F, foie. I, iléon. J, jéjunum. M, mésentère. Ms, artère més. sup. R, rein. Ra, rate. Si, S. iliaque. Sr, caps. surrénale. Vb, vésicule biliaire. W, hiatus de Winslow. X, 10e côte.

B. — *Schéma de l'entéroptose* (dyspepsie compliquée dans ce cas d'une double néphroptose).

A, aorte (*batt. épig.*). C, cæcum (*boudin déjeté en dedans*). CD, coude droit du côlon (à sa place), précédé d'une dilatation ampullaire. Du, bas-fond du duodénum. E, estomac tiré par le transverse. F, foie. Ms, mésent. sup. coupée. R, rein. Ra, rate. RM, rein flottant du 2e degré (Fr. Glénard). Si, *cordon iliaque gauche*. Sr, caps. surrénale. Sm, id. droite, avec son ligament d'union au rein déchiré après distension (d'où ectopie du rein (Fr. Gl.). T1, première anse du transverse en prolapsus. T2, *corde colique transverse*. X, 10e côte. V, vésicule biliaire. W, hiatus.

1, œsophage. 2, bord winslowien de l'épiploon gastro-hépat. 3, ligament pylori-colique. 4, ligament mésent. sup. 5. repli suspenseur du coude droit. 6, ligament pleuro-colique.

(Les mêmes dans les deux planches)

son poids l'estomac auquel elle est suspendue, et que le bas-fond du *cul-de-sac duodénal* atteint la troisième lombaire et tire de son côté sur les angles gastro-duodénal et duodéno-jéjunal.

Voilà bien réalisées les menaces d'occlusion, que nous faisait prévoir l'anatomie normale en nous montrant le duodénum privé de soutien à sa concavité et croisé à son orifice de sortie par le ligament mésentérique supérieur ; en nous montrant la présence constante d'un ligament entre le côlon et la région pylorique de l'estomac. Il semble chez ce sujet que l'absence des gaz dans le tube digestif ait suffi à tout compromettre.

Mais combien d'autres conditions l'anatomie révèle qui peuvent intervenir pour favoriser l'entéroptose et en aggraver les conséquences !

C'est, en premier lieu, l'*abaissement du foie et de l'estomac*, si fréquemment rencontré et que l'on constate chez la plupart des femmes : le bord droit du foie peut atteindre, sans hypertrophie, l'épine iliaque antérieure (3 cas), ; la grande courbure de l'estomac peut, sans qu'il y ait dilatation (1), atteindre l'angle sacro-vertébral (2 cas) ; mais l'abais-

---

(1) Dans son étude sur la dyspepsie (loc. cit.), *Bouchard* a rendu service en insistant sur deux points importants : 1° en affirmant l'existence d'un signe objectif (le clapotement) dans la plupart des dyspepsies symptomatiques ou idiopathiques (peut-être même toutes, à ce qu'il laisse entendre) ; 2° en démasquant la dyspepsie avec clapotement sous une foule d'affections dans lesquelles elle est larvée, et où on la méconnaît pour incriminer le système nerveux. *Leven* insiste également sur les formes frustes de la dyspepsie. (*Estomac et cerveau*, 1884.)

Mais, pour Bouchard, clapotement est presque synonyme de dilatation, — malgré la restriction qui lui fait exiger que ce signe soit perçu à jeun, et au-dessous d'une ligne qui réunit l'ombilic au rebord costal inférieur gauche —, puisqu'il admet la dilatation chez 30 o/o de la totalité des malades, chez 60 o/o des malades chronicitants.

Or, il m'est permis, malgré toute ma déférence pour ce savant professeur, de me demander si vraiment il y a tant de gastrectasies que cela. En premier lieu, combien sont rares les autopsies dans lesquelles on trouve une réelle dilatation ! Je ne l'ai trouvée que deux fois, en la cherchant, chez 40 sujets (au lieu de 12 fois). Elle était très prononcée, il est vrai, et s'acompagnait de ce catarrhe, marqué par une épaisse couche de mucosités glaireuses et adhérentes, dans un cas. Mais où commence, où finit la dilatation sur le mort, aussi bien que sur le vivant, étant donnée l'infinie variété qu'on observe dans la capacité des estomacs ? — En second lieu, combien n'est-il pas fréquent de noter l'abaissement en masse de l'estomac ? Sur 22 sujets féminins, je l'ai noté 10 fois, et dans deux cas une aiguille enfoncée à travers l'ombilic passait au dessus de la petite courbure, alors que d'ailleurs l'estomac devait être considéré plutôt comme petit.

On ne peut donc même pas affirmer la dilatation quand on perçoit

sement de l'estomac entraîne celui du transverse par son angle sous-pylorique et celui du duodénum par son angle gastro-duodénal : les orifices sous-pylorique du côlon et gastro-duodénal, qui sont des *orifices d'entrée* pour l'estomac et la deuxième anse transverse, se trouveront donc placés *au-dessous* des orifices sous-costal gauche et duodéno-jéjunal, qui sont les *orifices de sortie* des deux anses et dont la situation, avons-nous vu, est invariable. Dans un cas (Lab. anat. path., 15, XII, 84, δ) où il y avait en même temps un rein mobile, le duodénum formait une vaste poche clapotante dont le bas-fond était au niveau du promontoire ; l'orifice duodéno-jéjunal était, comme toujours, à sa place. Dans des cas pareils, l'hiatus de Winslow est allongé, forme une fente verticale longue de 5 à 6 centim. et l'on y peut faire pénétrer sans peine trois doigts juxtaposés. L'épiploon gastro-hépatique est également très distendu et *le canal cholédoque tiraillé et rétréci* (1). (Voir le tableau des Planchettes β, δ et pl. 5.)

---

l'extrémité inférieure de la sonde au-dessous de la ligne bi-iliaque (seul signe pathognomonique pour *Leube*) ; on ne le peut pas davantage avec le procédé de *Rosenbach* ou celui de *Thiébaut*, qui indiquent la limite inférieure de l'estomac et non sa capacité.

Je n'ai pas à m'occuper des autres éléments de diagnostic qu'on trouve dans les cas accentués ; mais je pense que ce serait rendre un vrai service que de fixer pour les cas intermédiaires les éléments du diagnostic différentiel, d'abord entre le clapotement de l'estomac et celui du *transverse* ou du *duodénum* (que j'ai observés sur un même sujet avant et après l'ouverture de l'abdomen, ensuite entre la dilatation et l'*atonie de l'estomac*, qui toutes deux peuvent être une condition du clapotement.

J'ai souvent noté la disparition instantanée du clapotement à la suite d'une seule éructation gazeuse ou de l'ingestion d'aliments.

(1) N. B. Les données de l'anatomie pathol., conformes aux prévisions de l'anatomie normale montrent, nous l'avons dit, que dans l'entéroptose, le *duodénum est prolabé*, parfois dilaté en arrière de l'orifice duodéno-jéjunal, où il rencontre un obstacle à sa déplétion facile et rapide. Cet obstacle, qui existe à l'état normal, pour prévenir la perte dans l'intestin des liquides biliaire et pancréatique accumulés pendant les trois heures qui suivent les repas, résulte alors de ce fait que le *duodénum est immobile et flasque pendant le travail gastrique* (Rosbach, 1885) ; mais l'obstacle est levé aussitôt que le duodénum se contracte sous l'impulsion du chyme que lui verse en masse l'estomac deux heures et demie à trois heures après le repas ; car l'impulsion en amont de l'orifice duodéno-jéjunal est alors énergique, et en aval, le grêle, distendu par les gaz, porte sa lumière à la rencontre de la lumière duodénale. Dans l'état

En second lieu, la deuxième anse (sous-pylori-costale) du transverse peut être le siège d'une *accumulation de scybales* : dans un cas (Hôtel-Dieu, 20, 1, 85), le côlon était rempli de matières dures depuis le coude droit jusqu'au rectum, la partie déclive de l'anse atteignait le promontoire, le ligament pyloricolique de son extrémité droite tirait sur la grande courbure et lui faisait décrire avec force un angle aigu ouvert en haut (1). La traction de son extrémité gauche oblitérait

---

pathologique, l'impulsion duodénale est affaiblie en amont, l'obstacle augmente en aval.

La contractilité est affaiblie parce que *l'estomac atonique ne débite le chyme que par petits fragments* qui se succèdent pendant deux à trois heures et sollicitent chaque fois une nouvelle contraction duodénale ; le duodénum s'épuise à ces excitations répétées, d'autant plus nuisibles que la contractilité s'exerçant sur une petite masse (en outre : *absence des gaz éructés*) doit être poussée très loin et manque d'un point d'appui suffisant : le prolapsus duodénal, qui sera la conséquence de son atonie, augmentera l'atonie gastrique, en tirant et écrasant l'orifice duodéno-jéjunal dont l'atrésie sera un nouvel obstacle à la déplétion de l'estomac et *pourra en causer la dilatation* : le bas-fond duodénal s'abaissera encore, se videra mal, *tirera enfin sur le cholédoque* qui s'insère à la partie la plus déclive de la concavité de l'anse duodénale : il en résultera une *atrésie du cholédoque* d'abord momentanée teinte subictérique trois heures après le repas), puis persistante, d'où gêne à l'afflux de la bile, d'où enfin retentissement sur la glande sécrétante et *oligocholie* (teinte pâle et terreuse, finement subictérique, selles grisâtres du dyspeptique à la troisième période).

Pendant ce temps, pendant que la progression massive du chyme à travers l'orifice duodéno-jéjunal est compromise par le défaut de vis à tergo, la lumière de cet orifice est atélectasiée soit par la traction que l'anse duodénale prolabée exerce sur son extrémité correspondant à cet orifice, soit par la traction qu'exerce sur lui l'iléon (*lig. més. sup.*), également prolabé parce qu'il est vide de gaz et rétréci. L'atélectasie consécutive du gros intestin retentira à son tour sur la fonction de l'estomac, parce qu'il tirera alors sur le ligament qui le suspend à la région pylorique (*lig. pylori-colique)*, l'atrésie gastro-duodénale sera encore augmentée, et l'estomac atonique, qui déjà ne pouvait plus la surmonter sans peine, devra encore, en se relevant pour se contracter, soulever les anses transverses prolabées (CERCLE VICIEUX *de l'entéroptose et de l'atonie gastrique)*. La dilatation sera imminente.

Je reviendrai d'ailleurs, en n'esquivant aucun détail ou aucune objection, sur cette question si curieuse et si riche en déductions pratiques, quand je tenterai, dans une autre partie formant la suite de ce travail, la physiologie pathologique de la dyspepsie.

(1) *Ch. Hermann Thomas*, de Philadelphie (Boston, méd. et chirurg. journ. jan. 3, 1884), dit que de pareils faits sont rares, qu'ils n'ont pas été relevés une fois sur plus de deux mille autopsies du docteur Formad. Il est probable que l'attention de M. Formad n'avait pas été appelée sur

TABLEAU DES PLANCHETTES. — Croquis pour servir à l'*anatomie pathologique de l'entéroptose :* C, cæcum ; D, duodénum ; E, estomac ; F, foie ; Ra, rate : R, rein ; S, s iliaque ; T, tranverse ; V, vésicule biliaire (1).

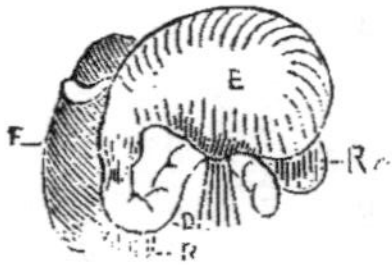

α. Duod. d'après Cloquet (anat. 1831)

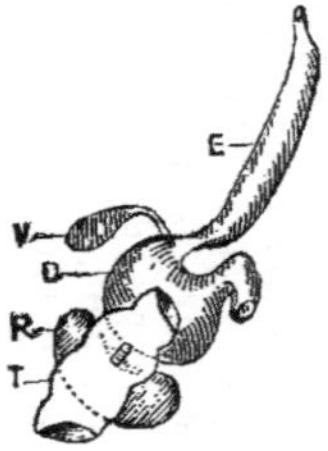

β. Dilat. duod. éphroptose.

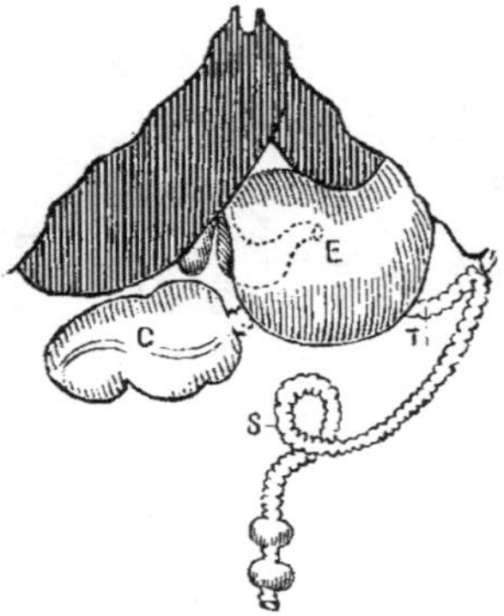

γ. Gastrectasie ; prolapsus de la 1re anse transverse ; corde col tran.

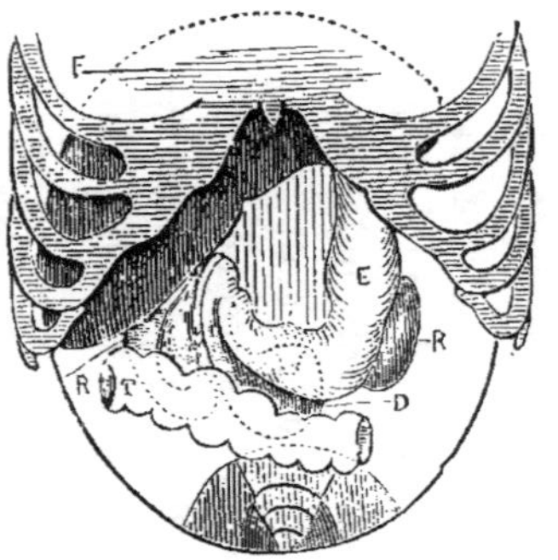

δ. Gastroptose ; dilat. duod. ; distension du lig. gastro-hép. ; néphroptose double (Thorax d'après l'atlas de Luschka).

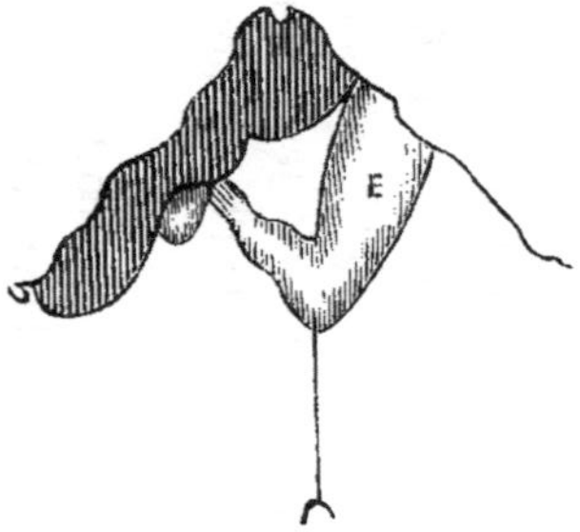

ε. Gastroptose fixée au pubis par adhérences épiploïques.

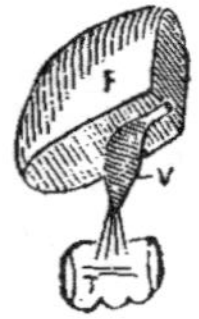

ζ. Chute de 1re anse tran. suspendue à la vés. bil.

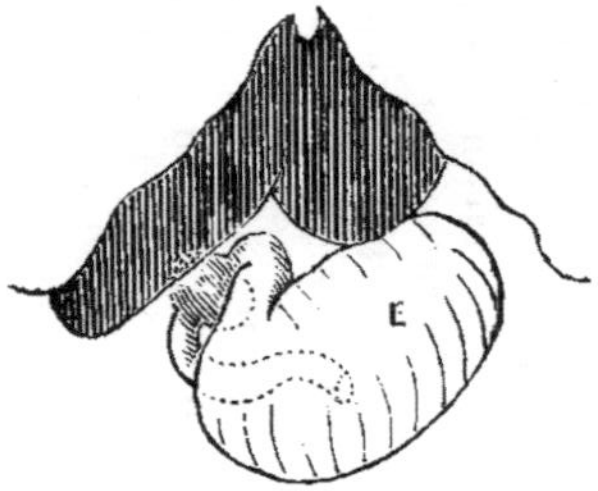

η. Gastrectasie ; ampoule duod.

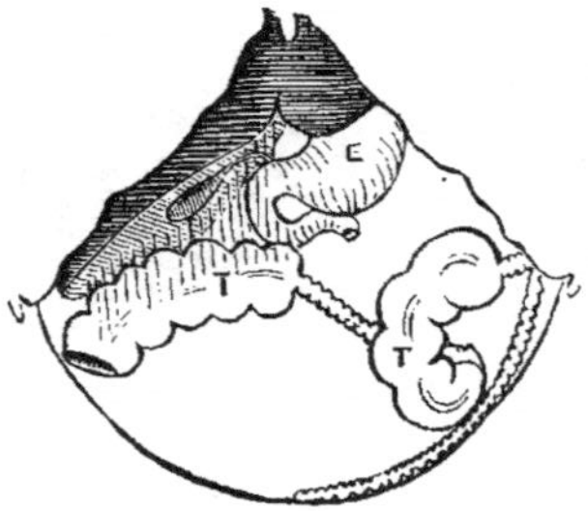

θ. Corde colique ; cordon iliaque ; dilat. ampul. ; 1re anse transverse susp. au foie.

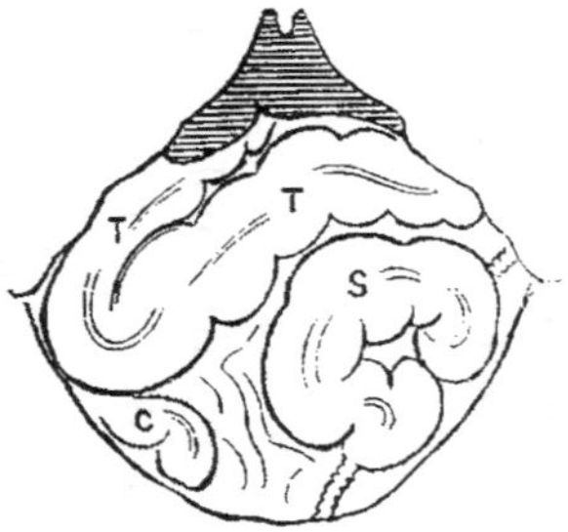

ι. 2e anse transv. en U ; corde iliaq. avec dilatat. ampul. de l'S.

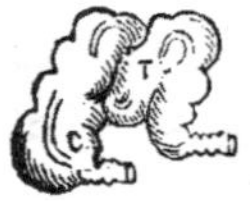

κ. 1re anse tran. en M.

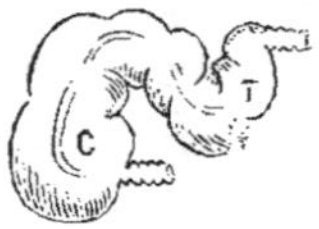

λ. Id. en S.

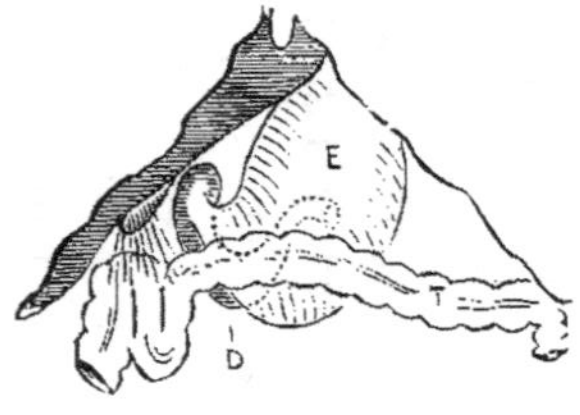

μ. 1re anse transv. en M. ; adhér. à la vésic. bil. gastroptose.

(1) Toutes les petites planchettes désignées par des lettres grecques ont été faites d'après les croquis que j'ai relevés dans les salles d'autopsie.

l'orifice colique sous-costal gauche. Dans trois autres cas, l'angle sous-pylorique était accentué par un autre mécanisme, par l'adhérence du grand épiploon à la face postérieure du publis (planchettes s).

En troisième lieu interviennent les *anomalies de la première anse transverse* (costo-sous-pylorique) : ce sont les plus fréquentes, les plus variées, celles dont les conséquences sont peut-être les plus graves, à ce point qu'on pourrait les considérer comme le *subtratum*, comme la *materia* de l'hypochondrie (*Virchow*).

On trouve fréquemment, ai-je dit, l'angle sous-costal droit de soutènement abaissé Il semble qu'il y ait là vraiment une négligence de la nature, alors que cet angle eût dû être un des plus solides pour prévenir le reflux des contenta dans le cæcum, une fois qu'ils auraient été chassés dans l'anse transverse. Il n'en est pas ainsi, et j'ai observé trois malades (dyspepsie, rein mobile) chez lesquelles cet angle était sûrement abaissé, et qui exprimaient les sensations fréquentes d'une chute de liquide goutte à goutte de l hypochondre dans le flanc (1). On voit assez souvent d'ailleurs tout le péritoine

---

cette disposition du côlon, à laquelle Thomas donne le nom de « *downward displacement of the transverse colon* », car je la crois relativement fréquente ; H. Thomas en cite 3 observations, suivies d'autopsies, intéressantes en ce que les scybales formaient des tumeurs abdominales sur la nature desquelles le diagnostic fut impossible dans le premier cas ; constata dans le second la présence de deux tumeurs allongées, prises pour les côlons ascendant et descendant, tandis qu il ne s'agissait que du transverse en U ; dans le troisième, il s'agissait de tympanisme et de la flexion du transverse sur lui-même. Pour mon compte, j'ai relevé quatre fois cette disposition du transverse météorisé. (Voir les planchettes :.)

L'anatomie normale d'un côté, en montrant la fixité des rapports du côlon sous-pylorique et du côlon sous-costal gauche, de l autre côté l'insufflation du côlon m'ont prouvé que cette déviation en U du transverse était, en raison de ses attaches, la seule qu'il pût adopter par le fait de sa distension.

(1) Je dis : sûrement abaissé, car dans les cinq autopsies de rein mobile que j'ai pratiquées, j'ai noté la chute du coude droit du côlon : je démontre d'ailleurs (loc. cit.) que la cause prédisposante du rein mobile (décollement du péritoine prélombaire par l'utérus en gestation, dont le sommet se porte à droite dans 75 o/o des cas de grossesse) prédispose également à la chute du coude colique.

L'action du foie (abaissement par l'effort, le corset etc.) sera la cause

prélombaire décollé et séparé de la paroi par les quatre organes en contact au-dessous de lui : le coude droit abaissé au niveau de l'épine iliaque, le rein droit ptosé, le cæcum et le duodénum dilatés.

La conséquence fâcheuse de ce prolapsus du coude droit est d'accentuer l'angle sous-pylorique du côlon, d'augmenter par suite la traction qu'il exerce sur l'estomac et de créer un obstacle, à ce niveau, à la progression des contenta, soit de l'estomac au duodénum, soit de la première anse transverse (confondue alors avec le cæcum) à la deuxième (sous-pylori-costal).

Mais il semble que la nature ait voulu rétablir cet oubli, car il est singulièrement fréquent de trouver des ligaments supplémentaires qui se jettent de la face inférieure du foie sur la concavité de l'anse costo-sous-pylorique, comme pour la retenir dans sa chute ; ces ligaments s'insèrent tantôt sur toute l'étendue qui sépare le bord droit du foie de l'hiatus de Winslow, et passent en avant et en arrière de la vésicule biliaire ; tantôt on les voit ne s'insérer que sur la vésicule : la traction exercée par l'anse sur ces ligaments est assez forte pour que le foie soit déprimé, creusé et comme sillonné de tractus blanchâtres, sur sa face antérieure un peu au-dessus du bord, par les tiraillements qui s'exercent sur sa face inférieure, ou pour que la vésicule soit décollée de sa fossette et s'allonge en forme de pointe jusqu'à l'intestin (1) (2).

---

déterminante : car sur 100 cas de rein mobile, il en est 75 dans lesquels c'est le rein droit seul qui est abaissé (Fr. Glénard). Le rein mobile est exceptionnel chez l'homme (je ne l'ai trouvé qu'une fois et c'était encore à droite seulement). L'éventration ne me paraît jouer aucun rôle *déterminant*. Voir : *Frantz Glénard* Etude physiologique sur le souffle maternel et la paroi adominale des femmes enceintes (*Arch. tocolog.* 1875).

(1) Cette condition est éminemment favorable à la concentration de la bile, à la formation de calculs (si la muqueuse, irritée par ces tractions, sécrète un produit anormal) ; à l'éclosion de *coliques hépatiques* que l'on sait affecter surtout les multipares, c'est-à-dire les femmes dont le péritoine prélombaire a été décollé, dont le coude droit, par suite a pu être abaissé, a pu contracter des adhérences nouvelles. — On peut encore faire intervenir l'abaissement du duodénum et la traction consécutive du

Mais ce ne sont pas seulement les adhérences du foie ou de la vésicule à l'intestin qui sont fréquentes, ce sont aussi les adhérences qui soudent entre eux les deux côtés de l'anse : il en résulte ces formes en U, en M, en S, que l'on rencontre si souvent dans les autopsies, et surtout chez les femmes, et auxquelles jadis on attachait, avec raison, j'en suis convaincu, une si grande importance. *Ruysch*, de *Haën* les décrivent avec soin et en donnent de nombreuses planches ; du temps d'*Esquirol* (in *Griesinger* S. 201), on considérait même une de leurs conséquences, la Koprostase, comme assez grave pour engendrer des maladies mentales et l'on croyait à une *Kopropsychiâtrie*. Aujourd'hui on n'en parle plus ou du moins (*Leichtenstern*) on ne les croit plus capables même de causer la constipation.

Pour mon compte, il résulte, au contraire, de l'étude que j'ai consacrée aux prolapsus viscéraux, dont je propose de grouper les descriptions sous le titre général de *splanchnoptose* (σπλάγχνον, viscère ; y compris, avec sa dyspepsie, l'abaissement utérin ou *métroptose*), il résulte qu'il y a lieu d'affecter un chapitre nosographique spécial à l'entéroptose de la première anse transverse ; dans ce chapitre, se trouvent compris :

1° La *tumeur stercorale*, dont l'hypocondre droit est le siège de prédilection et dont les deux cas que j'ai observés étaient accompagnés de dyspepsie mésogastrique ;

2° Le *rein flottant*, qui ne provoque de symptômes subjectifs que lorsque la néphroptose est compliquée d'entéroptose de la première anse transverse (F. Glénard), complication fréquente (19 fois sur 22, F. G.) mais non nécessaire.

3° Les *coliques hypochondriaques*. Je propose de distin-

---

cholédoque (qui s'insère à la partie la plus déclive de la concavité de l'anse duodénale), d'où son atrésie.

Ce sont ces ligaments ces adhérences, observés si fréquemment, que l'on a attribués à la péritonite partielle. (*Virchow*, Arch. f. path. an. Bd. V. p. 336).

guer sous ce nom certaines crises caractéristiques, pouvant atteindre exceptionnellement le tableau de l'iléus et entraîner la mort dans le cas où l'obstruction pourrait être causée par une hypertrophie nodulaire ou une dégénérescence squirrheuse, dont ce point de l'intestin est un lieu d'élection, et dont les adhérences me paraissent être une cause prédisposante. J'ai noté, 3 fois sur 19 malades atteintes de dyspepsie avec rein mobile, ces crises attribuées par les auteurs dans des cas pareils, soit à l'hydronéphrose (*Landau*), soit à l'incarcération du rein (*Dietl*), soit à une névrose du plexus sympathique rénal (*auteurs français*), soit à une compression du duodénum par le rein (*Bartels*). J'ai la conviction qu'elles sont causées par l'obstacle qu'apportent au cours des contenta, gazeux ou autres, les conformations vicieuses en U, en M, de la première anse transverse et je me base sur l'identité étiologique du « moment » de l'entéroptose et de la néphroptose (*Frantz Glénard*), sur la date d'apparition de ces crises après le repas, sur les symptômes locaux de l'hypocondre, sur les bons effets d'un massage prudent au moment de la crise, et enfin sur l'efficacité contre leur retour du traitement que je propose d'opposer à la dyspepsie.

L'anatomie pathologique de l'entéroptose, dont nous venons de reproduire, et sans nulle retouche, le tableau tel qu'il fut dressé il y a 25 ans, décèle, dans leur réalisation, les atrésies, dont l'anatomie topographique normale du tube gastro-intestinal avait montré l'imminence, au cas où serait vicié le mode de suspension des organes abdominaux.

Les six orifices de communication, qui correspondent à la lumière du tube gastro-intestinal dans les points par lesquels il est suspendu, sont oblitérés lorsque le bas-fond des « anses », des « guirlandes » n'est plus soutenu par les viscères sous-jacents. C'est cette oblitération qui fait une réalité affirmée par l'anatomie pathologique de la conception d'orifices abstraite au nom de l'anatomie normale.

Mais, en outre de ces orifices, en outre des atrésies qui

leur correspondent, en outre des causes mécaniques qui engendrent ces orifices et ces atrésies, il est d'autres causes qui peuvent étrangler la lumière gastro-intestinale en d'autres points que ses points normaux de suspension, par conséquent, d'autres localisations orificielles à envisager sur le trajet du tube digestif.

Une de ces causes, c'est la cause dite inflammatoire, ce sont les adhérences qu'un processus local fait contracter entre le foie ou la vésicule biliaire et la première anse transverse, entre la branche descendante de cette anse et sa branche ascendante, ou encore le cæcum. De là, formation de nouveaux orifices, par conséquent de points nouveaux d'oblitération possible de la lumière intestinale.

C'est la clinique qui nous a imposé l'incorporation de ces atrésies d'origine inflammatoire dans le cadre anatomo-pathologique de l'entéroptose, c'est la clinique également qui nous a forcé à placer dans le même cadre les adhérences épiploïques attirant en bas la partie la plus déclive de l'estomac et compromettant ainsi la perméabilité de l'orifice gastro-duodénal ; tellement présente d'analogie le syndrôme clinique de l'entéroptose mécanique et celui de l'entéroptose inflammatoire !

Mais il est encore une autre cause, qu'il faut accepter en outre des causes mécanique ou inflammatoire, c'est la cause spasmodique.

Cette cause peut intervenir soit pour oblitérer, concurremment avec la cause mécanique, un des orifices correspondant aux points de soutènement du tube digestif, soit pour étrangler le tube digestif en l'un de ses autres points. Il semble bien possible que, à la première période de la maladie des ptoses (Entéroptose), certains symptômes, certains états paroxystiques puissent être imputés à une oblitération spasmodique réflexe de l'un ou l'autre des orifices : gastro-duodénal, duodéno-jéjunal, sous-pylorique colique, sous-costal gauche. En revanche, cela est certain, il existe dans la maladie des ptoses, à sa première période, au moins un cas d'étranglement spasmodique, créant un nouvel orifice digestif ; c'est sur le corps de l'estomac que se localise le spasme, et l'orifice ainsi formé entre deux loges de l'estomac, orifice pouvant à son tour être oblitéré par l'exagération du spasme, est celui que j'ai désigné sous le nom d'*orifice interloculaire gastrique*.

Je reproduis ici, sans changer un mot du texte, la description que j'ai donnée, en 1885, de l'estomac biloculaire par spasme médiogastrique, dans mon exposé de l'anatomie pathologique de l'entéroptose.

Note sur l'estomac biloculaire (F. GLÉNARD. *Lyon Médical*, 1885)

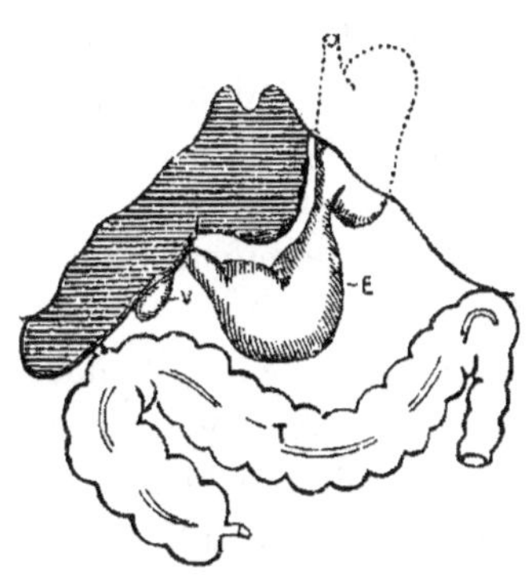

E, estomac ; V, vésicule ; T, transv.

Je donne ici le dessin, d'après nature, d'un *estomac biloculaire* que j'ai rencontré trois fois dans mes 40 autopsies. Dans l'estomac ci-joint, que j'ai soumis à M. Charpy et à M. Debierre, professeurs d'anatomie à la Faculté, un anneau rétréci, du diamètre d'un doigt, partageait l'estomac en deux loges égales. Les fibres musculaires circulaires formaient un anneau et les longitudinales étaient massées régulièrement en gros faisceaux très longs, très visibles à l'œil nu et parallèles à la direction de la petite courbure. L'anneau résista à une insufflation modérée de l'estomac (le pylore était hermétiquement clos, bien que la rigidité cadavérique eût disparu) ; une insufflation plus forte fit peu à peu céder cet étranglement et il eût été impossible, après qu'elle fut terminée, de distinguer cet estomac d'un estomac normal insufflé. C'est à peine si l'on retrouvait la dépression normale qui existe à ce niveau sur tous les estomacs.

Dans les deux autres cas, l'étranglement siégeait au même niveau, mais moins marqué : une simple malaxation avait suffi à le faire disparaître.

J'admets, jusqu'à démonstration du contraire, que cette biloculation est un temps normal de la contraction physiologique de l'estomac pendant la digestion, temps de contraction saisi au vol par la mort sur mes trois sujets. On sait que l'anatomie (glandes), la physiologie (mouvements), des deux moitiés de l'estomac correspondant à ces deux loges, loge *pylorique*, loge *cardiaque*, relèvent entre ces deux moitiés des caractères distinctifs bien marqués.

Niée par Tiedemann et Gmelin, Eberle, cette constriction a été observée par Milne-Edwards et constatée plusieurs fois par Mayo et Bérard chez des hommes qui étaient morts subitement peu de temps après leur repas.

Les observations de Beaumont sur son Canadien tendent à prouver que, pendant la digestion, la biloculation se prononce d'une manière intermittente au point que la boule du thermomètre ne peut franchir l'orifice interloculaire.

Schiff a noté que l'estomac devient passagèrement biloculaire chez le chien.

Cruveilhier écrit : « Rien de plus fréquent que les estomacs biloculaires ; mais cette disposition (en forme de gourde de pèlerin), que l'on observe surtout sur les animaux vivants au moment de la digestion et qui est quelquefois extrêmement prononcée sur des estomacs vides, disparaît au moins en grande partie, lorsque cet organe est fortement distendu par l'insufflation. »

L'étranglement de l'estomac biloculaire est permanent chez les rongeurs, dit Milne-Edwards, qui ajoute en note : « Dans quelques cas pathologiques, ce rétrécissement entre les régions cardiaque et pylorique de l'estomac de l'homme se prononce beaucoup plus et devient permanent, comme cela se voit dans une préparation anatomique figurée par Home. »

J'ai dit que je considérais cet étranglement comme physiologique ; au point de vue pathologique, il expliquerait :

1° Les *coliques pyloriques* (on pourrait encore les appeler : *épigastriques*), comme celle dont je parle (1) et que j'attribue

(1) Voir plus loin.

à son occlusion, les gaz digestifs étant comprimés, sans issue possible, entre le pylore fermé et l'orifice interloculaire spasmodiquement contracturé ;

2° Les *vomissements électifs* dans lesquels un malade vomit de la bile pure ou des mucosités, sans traces d'aliments, alors que son estomac en est plein après le repas ; ceux dans lesquels le malade vomit un seul aliment ingéré trois jours avant, sans rien rejeter des repas qui ont suivi et dans lesquels n'entrait pas cet aliment (j'en ai observé deux cas authentiques) ;

3° Enfin, comme tout orifice digestif doit, à mon avis, être le siège ou la cause d'une maladie spéciale (1), c'est à cet étranglement que j'attribue la présence, inexplicable sans cela, de *l'ulcère rond* qui se trouve toujours à ce niveau dans l'estomac (voir l'observation confirmative de Herrlich à la Société de médecine de Berlin, in *Semaine médicale*, 8 avril 1885. L'auteur signale sans insister sur la possibilité d'un anneau physiologique, la constriction qui coïncidait avec un ulcère). Je reviendrai sur ces faits dans la troisième partie de ce travail.

Cependant, M. Lacassagne et M. Coutagne m'ont dit n'avoir pas rencontré l'estomac biloculaire dans leurs autopsies de médecine légale, alors que pourtant la mort a dû surprendre l'estomac dans toutes ses poses : la question est donc à étudier

En tous cas, la physiologie pathologique a besoin de l'estomac biloculaire !

(Glénard, 1885)

---

(1) On sait que l'orifice colique sous-costal gauche est un siège d'élection pour les lésions de la *dysenterie* ; l'orifice colique sous-costal droit doit jouer un certain rôle dans l'étiologie de la *typhlite* : chez la femme, où cet orifice est bien moins compromis que chez l'homme, parce que, chez elle, le coude droit du côlon s'abaisse (corset, accouchements) plutôt que de s'atrésier par déformation angulaire, la typhlite est quatre fois moins fréquente que chez l'homme ; en revanche, le rein mobile l'est quatre fois plus chez elle. Dans la troisième partie de ce travail, je m'efforcerai de préciser la part de chacun des *sept* orifices (y compris l'orifice interloculaire gastrique dans la pathogénie des symptômes.

Telle fut posée, en 1885, la question de l'estomac biloculaire de nature spasmodique.

Dans le paragraphe de ce texte de 1885, relatif aux coliques épigastriques, il est fait allusion au passage suivant d'un chapitre de la même publication de 1885, intitulé : de la subordination des causes :

« ... L'estomac se contracte même isolément et pourtant « il ne chasse aucun gaz ; il est distendu, forme une tumeur « ronde, volumineuse, dure et sonore à l'épigastre ; le malade « se tord de coliques peu après son repas, ne peut supporter « le moindre frôlement dans cette région (dans un cas, mon « malade parlait de se tuer) ; il prend en vain des excitants, « des absorbants, de l'éther, de la morphine ; il ne peut arri- « ver ni à s'exciter, ni à se soulager, tant que dure la *crise*, « la *crampe* dont il se plaint ; celle-ci cesse d'elle-même par « l'issue de gaz à travers le cardia.

« Il est impossible que l'obstacle soit au cardia. J'admets « qu'il s'agit, dans ces cas pareils, d'un autre orifice oblitéré « que je désigne sous le nom d'ORIFICE INTERLOCULAIRE DE « L'ESTOMAC. » (Glénard, 1885)

Revenant sur ce sujet deux ans plus tard, je crus pouvoir écrire :

« Le pyrosis, la crampe, le vomissement qui suit immé- « diatement le repas ou l'ingestion d'aliments, sont l'expres- « sion, à divers degrés, du spasme de l'anneau interloculaire « gastrique. Leur succession dans la symptomatologie est en « rapport avec le moment et l'intensité du spasme des fibres « musculaires, préposés à la biloculation physiologique de « l'estomac pendant la digestion. Le même traitement luttera « efficacement contre ces trois symptômes. »

Et j'ajoutais en note :

« Les expériences de Laborde sur les suppliciés Frey et « Rivière (*Acad. méd.*, 5 avril 1887) confirment l'opinion que « j'ai émit sur la nécessité d'une biloculation physiologique « de l'estomac pendant la digestion. D'un autre côté, l'obser- « vation de Rasmussen (*Centralblatt f. med. Wiss.*, 5 mars

« 1887) vient à l'appui de mon assertion que la cause pro-
« chaine de l'ulcère rond réside dans la contraction spasmo-
« dique de l'anneau interloculaire gastrique. Mais cet auteur
« attribue à tort cet anneau à la dépression imprimée par le
« rebord costal à l'estomac, tandis qu'il est formé par la con-
« traction de fibres musculaires spéciaux. »

Enfin, pour en terminer avec ma contribution personnelle à cette question, j'écrivais en 1893 :

« ...Je n'ai pas le premier signalé l'existence, mais je crois
« être le premier a avoir proposé l'adoption de la biloculation
« comme un temps normal de la contraction physiologique de
« l'estomac et adapté certains symptômes aux troubles de
« cette contraction interloculaire. Ce qui peut être anormal,
« c'est le moment de sa réalisation ou la durée de son exis-
« tence après le repas.

« L'ulcère rond peut être une cause, mais je crois aussi
« qu'il peut être une conséquence de la biloculation ; quand,
« avec la gastroptose, coïncide la biloculation, celle-ci en est
« toujours la conséquence : le borborygme spontané est causé
« par la biloculation gastrique « fonctionnelle », il est un
« signe de gastroptose. »

La note publiée en 1885, sur l'estomac biloculaire par spasme médiogastrique, terminait l'exposé des lésions anatomo-pathologiques groupées dans un même cadre par la théorie de l'entéroptose.

Comme je l'avais fait pour résumer les enseignements nouveaux tirés de l'anatomie normale, je m'efforçai de synthétiser en une brève proposition la nature du processus morbide, dont l'anatomie pathologique trahissait la présence.

La conclusion de l'anatomie normale avait été une conclusion physiologique ; elle affirmait le rôle prépondérant du duodénum, sinon comme point de départ, du moins comme centre de répercussion des dislocations dont le tube gastro-intestinal pourrait être, en ses divers points, victime. Je la rappelle ici :

« Le duodénum doit être comparé à un flacon portant deux

tubulures à son extrémité supérieure : la tubulure gastro-duodénale, réglée par le côlon transverse ; la tubulure duodéno-jéjunale, réglée par l'intestin grêle. »

La conclusion de l'anatomie pathologique devait être par dessus tout une conclusion pathogénique. Il ne suffisait pas à l'anatomie pathologique d'avoir pu vérifier l'existense de la ptose et de la dilatation du duodénum, que l'anatomie normale avait fait prévoir comme conséquence nécessaire de la dislocation des organes régulateurs de cet intestin ; il importait de connaître la cause, le point de départ de cette dislocation, d'en chercher la relation avec les ectasies et les sténoses qui l'accompagnent.

La conclusion, qui fut proposée en 1885, après une minutieuse confrontation de toutes les données de la clinique avec celles de l'anatomie pathologique, indispensables à la solution du problème, fut la suivante :

L'entéroptose a pour cause le prolapsus du coude droit du côlon ;

Le prolapsus du coude droit du côlon a pour cause soit un traumatisme (chute, effort, puerpéralité) : c'est l'entéroptose primitive ; soit une atonie gastrique, une péritonite locale, une variété de coprostase transverse, un amaigrissement rapide : c'est l'entéroptose secondaire.

Ce ne fut que quatre ans plus tard, en 1889, que je me crus autorisé, par le progrès de mon observation, à ajouter :

L'entéroptose est une maladie larvée du foie : cette maladie est apparentée avec d'autres maladies larvées du foie, les maladies dites de la nutrition, qui, classées à tort dans l'arthritisme, l'herpétisme ou la bradytrophie, doivent être, en raison de leur communauté de pathogénie hépatique, groupées avec l'entéroptose sous la désignation d'hépatisme.

Enfin, en 1892, un nouveau pas en avant dans la connaissance de l'entéroptose me permet d'écrire :

L'entéroptose est une maladie de la fonction biliaire du foie; elle appartient à l'embranchement: Cholémie, de la famille nosologique : Hépatisme.

Ce n'est pas ici le lieu d'exposer la série de constatations cliniques qui, d'étape en étape, aboutirent à cette conclusion: que l'entéroptose est une maladie générale de la nutrition de nature hépatique.

N'est-il pas intéressant de voir qu'un même observateur ait été conduit, dans la recherche des causes, à incriminer: au nom de l'anatomie normale, un obstacle à la fonction duodénale; au nom de l'anatomie pathologique, la dislocation de la première anse transverse; au nom de la clinique, une viciation de la sécrétion biliaire ?

Or, d'un autre côté, dans la recherche de la subordination des causes, ce même observateur est amené à reconnaître que la maladie débute tantôt par la dislocation de la première anse transverse (entéroptose primitive), tantôt par une affection du foie (entéroptose secondaire) et que, dans les deux cas, la maladie, une fois réalisée, présente comme caractère fondamental la viciation de la sécrétion biliaire.

Il était donc rationnel de chercher le trait d'union entre deux causes si différentes : dislocation du transverse, affection du foie, aboutissant toutes deux à la même maladie.

Quelle relation plus étroite soupçonner entre l'intestin et le foie que celle qui unit la fonction duodénale avec la fonction biliaire ? N'est-ce pas dans le duodénum qu'est versée tout d'abord la sécrétion biliaire ? Est-ce que la bile, par sa qualité, par sa quantité, n'exerce pas une influence majeure, aujourd'hui démontrée, sur la fonction du pylore qui est l'orifice d'entrée du duodénum, et, par suite, sur la fonction de l'estomac ? Pareille influence du vice de sécrétion biliaire ne peut-elle être soupçonnée sur la fonction de l'orifice duodéno-jéjunal, orifice de sortie du duodénum, influence soit directe sur le sphincter duodénal dit d'Ochsner, soit indirecte par l'intermédiaire de l'iléon et de son ligament suspenseur ?

Et alors, si la fonction de l'estomac, si celle de l'iléon peuvent être altérées par le vice de sécrétion biliaire, ou mieux pancréatico-biliaire, qui préside à la maladie des ptoses, comment admettre que le côlon transverse puisse à son tour ne pas entrer dans le consortium pathogénique ?

Il importe de rappeler ici un des caractères fondamentaux de l'entéroptose à sa période d'état, caractère omis dans la discussion de la pathogénie par tous les auteurs qui se sont occupés de cette maladie. Je veux parler de la diminution du calibre du gros intestin : boudin cæcal, corde colique, cordon sigmoïdal. Cette « entérosténose » est rencontrée, simultanément avec les deux autres caractères fondamentaux, celui de ptose, celui d'hypotase abdominale, aussi bien dans les cas d'entéroptose abdominale d'origine hépatique que dans les cas d'entéroptose d'origine colotransverse ?

Or, l'entérosténose ne peut pas ne pas jouer un rôle important dans la pathogénie de l'entéroptose. Quelle en est la cause ? Quelle relation avec la viciation du foie biliaire ? relation nerveuse ? relation circulatoire ? Il y a là un beau champ de recherches pour les physiologistes. La clinique affirme qu'il y a là, pour les prospecteurs, un beau filon à exploiter.

Mais, s'il est permis, toujours au nom de la clinique, alors que la physiologie n'est pas en mesure de s'opposer à une pareille interprétation, de concevoir le mécanisme d'une dislocation intestinale d'origine hépatique, la clinique autorise à admettre l'existence d'une affection hépatique ayant pour origine une dislocation intestinale. Ici, au lieu que le processus ptosique débute par le duodénum pour aboutir au transverse par l'intermédiaire de l'estomac et de l'iléon, c'est par le transverse qu'il commence ; il atteint le duodénum par l'intermédiaire de l'iléon et de l'estomac qui règlent ses orifices, ainsi que nous l'a appris l'anatomie normale ; la ptose duodénale, comme nous l'avons vu en anatomie pathologique, réagit, à son tour, sur la sécrétion biliaire par l'atrésie du cholédoque, résultant de son élongation graduelle.

Ainsi donc, l'enquête anatomo-pathologique, appuyée sur l'anatomie normale et guidée par la clinique, nous conduit à localiser dans le duodénum, en tant qu'intestin biliaire, le trait d'union qui relie, par une même expression symptomatique, deux causes pathogènes aussi étrangères en apparence, l'une de l'autre, que la cause traumatique intestinale et la cause hépatique.

Mais pourquoi avoir adopté comme chaînon intermédiaire entre l'une ou l'autre de ces causes et leur conséquence commune qui est la localisation duodénale, pourquoi avoir adopté la dislocation de la première transverse ?

Ce n'est pas ici non plus le lieu de développer les arguments sur lesquels a été fondée cette interprétation pathogénique, tout au moins convient-il de les énumérer.

Rappelons tout d'abord que l'entéroptose, dont les symptômes fondamentaux sont : la faiblesse, la constipation, l'insomnie, la dyspepsie gastrique, avec maximum des malaises entre la deuxième et la quatrième heure après les repas, se présente à l'observation sous l'une des trois formes suivantes, d'après la prédominance des symptômes superficiels : forme gastrique, — forme mésogastrique, — forme névropathique. Chacune de ces deux dernières formes peut s'accompagner de crises paroxystiques (crises gastriques, crises sous-hépatiques).

Rappelons que ces trois formes correspondent aux trois périodes de la même maladie entéroptose : 1re période, gastrique ; 2me période, mésogastrique ; 3me période, névropathique. Cette dernière période peut s'accompagner de cachexie par inanition.

Rappelons encore qu'à chacune des formes, c'est-à-dire des périodes successives de l'entéroptose, répond un syndrôme anatomo-pathologique spécial : à la période gastrique, l'hypotase abdominale (diminution de tension intra-gastro-intestinale) ; — à la période mésogastrique, l'entérogastroptose ; — à la période névropathique, l'entérosténose

Rappelons, enfin, que l'ordre de succession des deux premières périodes peut être interverti : dans l'entéroptose de cause traumatique (entéroptose primitive) c'est l'entérogastroptose qui se traduit la première avec des symptômes mésogastriques, puis lui succèdent la période gastrique, et, enfin, la période névropathique. Dans l'entéroptose de cause hépatique (entéroptose secondaire), c'est l'hypotase gastro-intestinale qui entre la première en scène, puis surviennent la période mésogastrique et, comme dernière période, la période névropathique.

Or, et nous voici ramenés au rôle pathogénique de la première anse transverse, ce sont les constatations suivantes qu'il importe de noter :

1° D'après la clinique :

a) Dans toutes les périodes de la maladie, le cæcum présente les caractères spécifiques d'être isolable par la palpation, sous forme de boudin (boudin cæcal) sensible et plus ou moins rétréci, et trahit, par des signes indiscutables d'atonie et de rétention gazeuse, l'existence d'un obstacle en aval siégeant au niveau de la première anse transverse.

b) Les symptômes douloureux chroniques du flanc droit, dont se plaignent les entéroptosiques, ont pour siège le cæcum et le còlon ascendant ; les crises paroxystiques, qui existent chez eux dans la proportion de 18 o/o des malades, ont pour siège, parfois le duodénum, le plus souvent la première anse transverse.

c) Le traumatisme par chute, effort violent, qui agit sur la statique des viscères abdominaux, a pour effet de décoller et refouler en bas le coude droit du côlon et, par conséquent, la première anse transverse.

2° D'après l'anatomie normale :

De tous les viscères abdominaux, c'est le coude droit du côlon, par conséquent la première anse transverse, qui est le plus mal soutenu par ses liens de suspension ; il n'y a pas de ligament suspenseur proprement dit du coude droit du côlon.

3° D'après l'anatomie pathologique :

Le còlon ascendant et le coude droit du còlon sont trouvés, dans les autopsies, fréquemment abaissés.

Les anomalies de la première anse transverse, par adhérences de ce segment du côlon soit avec lui-même, soit avec la vésicule et le foie, sont très souvent rencontrées.

Le rein mobile est la ptose du rein ; sa grande fréquence dans l'entéroptose (30 o/o), la fréquence bien plus grande du rein mobile droit que du rein mobile gauche (99 o/o, lorsque la néphroptose est unilatérale) s'explique en partie par la ptose du coude droit du côlon.

Tels sont les arguments, dont je donne ici la simple énumération, en faveur du rôle que j'attribue à la ptose de la première anse transverse, comme agent de déclanchement du processus ptosique proprement dit.

Mais une fois réalisé ce processus ptosique, par quel mécanisme ce processus arrive-t-il à troubler si profondément la santé générale ?

Or, la doctrine de l'entéroptose s'est efforcée de dégager le caractère pathogène fondamental qui reliait entre eux, en un syndrôme spécifique, tous les éléments si variés dont elle devait tenir compte : données anatomiques, anatomo-pathologiques, cliniques ; tension abdominale ; mode de suspension des viscères ; calibre du tube gastro-intestinal ; hypotase, splanchnoptose, entérosténose ; formes gastrique, mésogastrique, neurasthénique ; étiologie hépatique, inflammatoire, traumatique ; mode efficace de traitement (sangle, laxatifs salins quotidiens, régime carné, alcalins).

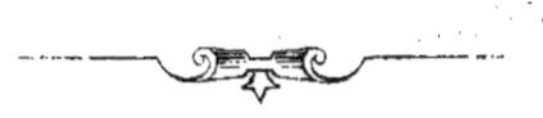

Issoudun. — Imprimerie GAIGNAULT, 15, rue Victor-Hugo.

www.ingramcontent.com/pod-product-compliance
Lightning Source LLC
LaVergne TN
LVHW050429160826
845677LV00002BA/607

* 9 7 8 2 3 2 9 6 8 7 3 3 9 *